从基础学起

胃癌病理

从胃黏膜正常结构以及分化
直至胃活检诊断（Group 分型）之路

编著　（日）塚本彻哉

主译　宫　健　刘　石

主审　张　黎

辽宁科学技术出版社
·沈阳·

Kiso kara Manabu Igan no Byouri
© Tetsuya Tsukamoto 2015
Originally published in Japan in 2015 and all rights reserved
by NIHON MEDICAL CENTER, INC.
Chinese（Simplified Character only）translation rights arranged through TOHAN CORPORATION,
TOKYO.

This translation was commissioned by Liaoning Science and Technology Publishing House, Ltd.,
which bears sole responsibility for its accuracy. Nihon Medical Center, Inc. is not responsible for the
accuracy of this translation from the Japanese Edition of this publication and will not be held liable
for any errors that occur in translated works.

图书在版编目（CIP）数据

胃癌病理／（日）塚本彻哉编著；宫健，刘石主译. 一沈
阳：辽宁科学技术出版社，2020.1（2020.9 重印）
ISBN 978-7-5591-1312-2

Ⅰ. ①胃… Ⅱ. ①塚… ②宫… ③刘… Ⅲ. ①胃
癌—病理学 Ⅳ. ①R735.22

中国版本图书馆CIP数据核字（2019）第210124号

出版发行：辽宁科学技术出版社
　　　　　（地址：沈阳市和平区十一纬路25号　邮编：110003）
印 刷 者：辽宁新华印务有限公司
经 销 者：各地新华书店
幅面尺寸：185 mm×260 mm
印　　张：8.5
字　　数：200千字
出版时间：2020年1月第1版
印刷时间：2020年9月第2次印刷
责任编辑：郭敬斌
封面设计：顾　娜
版式设计：袁　舒
责任校对：徐　跃

书　　号：ISBN 978-7-5591-1312-2
定　　价：128.00元

编辑电话：024-23284363　13840404767
E-mail:guojingbin@126.com
邮购热线：024-23284502
http://www.lnkj.com.cn

编著者名单

■**编著**
（日）塚本彻哉　　藤田保健卫生大学医学部病理诊断科准教授

■**主译**
宫　健　　大连医科大学附属第一医院
刘　石　　大连医科大学附属第一医院

■**副主译**
祝建红　　苏州大学附属第二医院
刘　强　　苏州大学附属第一医院

■**参译人员**〔按姓氏笔画排序〕
王维学　　大连市中心医院
王　平　　四川省康定市人民医院
包海东　　大连医科大学附属第一医院
石婷婷　　日本国立香川大学
孙忠良　　大连医科大学附属第一医院
刘国伟　　杏林医生集团
阮开学　　广东省东莞市滨海湾中心医院
李雪松　　齐齐哈尔医学院附属第三医院
李　鹏　　哈尔滨医科大学附属第一医院
李焕友　　河北省清河县中心医院
李仁君　　安徽医科大学附属巢湖医院
沈　会　　大连医科大学附属第一医院
闵　磊　　西安航天总医院
吴　斌　　安徽省池州市第二人民医院
吴文明　　解放军第 960 医院
陈　丹　　大连医科大学附属第一医院
张耀文　　济宁医学院附属医院
张经文　　大连医科大学附属第一医院
赵国刚　　天津市第五中心医院
宫爱霞　　大连医科大学附属第一医院
宫　颖　　大连医科大学附属第一医院
郭世斌　　大连医科大学附属第一医院
郭慧芳　　大连医科大学附属第一医院
徐雪东　　大连医科大学附属第一医院
徐国君　　大连医科大学附属第一医院
梁莉莉　　大连医科大学附属第一医院
黄　伟　　大连医科大学附属第一医院

原书推荐序

本书是一本为基础、临床的初学者或中级者编写的胃癌病理书。病理诊断学相关的组织形态等内容非常繁杂。正因为如此，想学好病理诊断学需要有很多的经验，对于我这样的临床医生而言，这是一道难以跨越的屏障。目前市面上关于胃癌病理的教科书也有不少，但是我个人认为，到目前为止，还没有一本书能够讲解得仔细、彻底。

作为笔者的塚本彻哉老师，是日本传统的检验病理学领域，特别是与胃癌发生相关的如食盐诱发胃癌机制、幽门螺旋杆菌感染引发胃癌的动物实验等研究方面具有划时代意义的代表性人物立松正卫先生（原爱知县癌症中心研究所副所长、肿瘤病理学部部长）的学生。一直在立松先生支持下开展研究的塚本老师是一位谨慎而又深思熟虑的人，其准确而周密的工作作风得到公认，其稳重的风貌以及谦虚、诚实、讲究原则等态度在他的论文之中也有所体现。

虽说渐渐地有了各种治疗胃癌的方法，但对在日本生活的人来说，胃癌仍然是最严重的灾难性疾病之一。在与胃癌的斗争中，迄今为止有许多优秀的病理学家参与其间，在救治众多患者的同时，也支撑着诊断学以及诊疗技术的进步。塚本老师当然也是这些病理学家中的一员。根据立松先生门下的一系列研究成果，虽然针对人类现在还没有做更深入的观察研究，但已经证实了作为癌发生的因素，*H. pylori* 感染起作用，除菌抑制胃癌的发生，食盐和 *H. pylori* 感染会对胃癌的发生起到协同效应等。通过这些实验结论，使得科学地理解 *H. pylori* 感染相关胃癌的发生机制成为可能，也构筑了胃癌一期预防的理论基础。在这些研究过程中，作者还发表了一系列条理有序、有说服力、有影响力的论文，做出了他人无法企及的贡献。即便不说这些研究内容，单单是所展示的大量精美病理图片，看过后就会让人时常感叹，像塚本先生这样的一流研究人员，如果写了病理学的课本，那不就是理想的教科书吗？换句话说，如果塚本先生能够把提示组织形态的多种信息充分整理后再加注自己的一番见解，对于我们这些外行（指内镜医生）来说，是不是就可以很容易地找到病理诊断学的捷径了呢？因为这个诊断过程本身就是与研究者的思考过程（从众多繁杂的数据信息中提取出最本质或者最符合原则的东西）非常类似的啊！对于胃癌病理诊断学的体系，不是把经验规律不分青红皂白地强塞给别人，而是要把具有研究背景的理论性的道理对外行也能通俗易懂地表示出来。

这种念头随着时间的推移而愈发强烈，于是顾不上老师有多忙，也不管是不是给老师添了麻烦，如同强人所难一般地向老师提出了执笔请求。幸运的是，如我所愿，本书最终得以面世。跟预想的一样，本书中随处可见精美的图片、示意图以及研究思路，作为置身于胃癌研究最前沿，并且已经超出了领跑集团的作者，将自己的见解毫无保留地发挥。本书涵盖了作为肿瘤性疾病本质的增殖分化异常，以及作为背景的胃黏膜产生、分化相关的最新见解，以此加深了对胃癌病理诊断学的理解。

现在，日本医学医疗的潮流就是节奏越来越快，在极其繁忙的诊疗中，可能也有很多读者想尽快了解胃癌病理诊断的流程。这个时候，可以从本书的第3章开始阅读。本书也考虑到针对这样的读者，即使每章单独阅读也能够让读者达到一定的理解，从这些细节也可以感受到作者的缜密性格和处世方式。如果能先阅读与日常诊疗直接相关的第3~6章，再阅读更有科学研究感觉的第1、2章，然后随时再回过头来精读，那么可能就不仅仅会在胃癌病理诊断学普及提高方面贡献出更多的人才，在最近略显消沉的医学研究领域也会诞生出更多具有科学研究天分的人才吧。

和歌山县立医科大学第二内科教授

一濑雅夫

2015 年 4 月

本书推荐序

一直以来，对于胃癌病理诊断的东西方差异，都是众多临床医生和病理医生讨论的重要话题之一。随着内镜下早期胃癌治疗的开展，人们对早期胃癌的认识更加深入，在病理诊断方面也取得了快速的进步，尤其是在率先开展内镜治疗的日本，病理医生积累了丰富的经验，在此基础上总结出了一系列适合其国内患者的诊断标准，很值得我们借鉴学习。然而，目前国内对日本标准了解并不详尽。充分地了解欧美和日本的胃癌诊断标准，再结合我们国内的情况，制定出适合中国的病理诊断标准，是迫切需要解决的问题。

另一方面，随着临床与病理结合得愈发紧密，临床医生对于胃癌病理相关知识的渴求也不断增加，尤其是内镜科、外科、肿瘤科等相关科室的医生，他们急切地盼望能有适合临床医生的病理讲座及相应教材。为了满足这些医生的需要，我们消化疾病研究中心今年将面向临床医生举办消化道疾病的基础病理学培训班，也需要一本适合学习班的病理学辅导书籍。

恰逢此时，大连医科大学附属第一医院的宫健博士翻译的日本学者塚本彻哉的《胃癌病理》即将出版。该书主要面向的读者是病理学的初学者，包括想要开始学习消化道疾病病理的广大临床医生。该书基础内容丰富、翔实，并且展示了大量图片，尤其是对关键部位的颜色标注，清晰明了，特别适合零基础的临床医生及医学学生学习。同时，通过宫健博士精彩的翻译，原作者丰富的联想、幽默的语言让人难以释卷，其严谨的态度、车祸受伤后的坚持也让人感动。相信读过此书的各位都能从中得到这样的体会。

千里之行，始于足下，希望这本《胃癌病理》能够开启通向病理学这一神秘领域的大门，并激发各位临床医生的学习热情。让我们携手并肩，通过临床与病理更加紧密的结合，为阐明疾病的机制和发展过程，进而防治早期胃癌做出贡献！

北京大学第三医院

译者序

能够翻译此书纯属机缘巧合，本是以"救火队员"的身份接单，没想到读了一下竟然爱不释手。

病理学对于我而言，可以说一直是个"暗黑的大陆"。之所以这么说，是因为上大学期间这门功课就没有学好，在美女学霸押题以及学霸兄弟的帮衬下，费了九牛二虎之力考试时才及格，加上毕业多年一直对这门学科敬而远之，如今真是纯纯粹粹的零基础。看着网络上内镜大神们热火朝天地讨论病理知识，我真是又惭愧又着急。一直想好好补补自己的这块短板，可一时又不知道该从何处学起。

拿到这本书，不由得眼前一亮，这不就是一直以来我苦苦寻找的病理启蒙书籍吗？作者从最基础的病理知识开始讲解，恰恰适合我这零基础初学者啊！可是看得如痴如醉，翻译起来却是别样的心情。尤其是涉及玉米、洋葱、芦笋等部分的时候，我真怀疑是错拿了一本农作物科普手册……

翻译完成，仿佛又新习得一套武功一般，神清气爽又心情舒畅。但兴奋之余，又不得不再次感叹，日本原作者的联想力、创造力、诲人不倦的态度以及对一项工作的执着，实在是值得我们国内的医生学习。抛开名与利，脚踏实地地将内镜诊断和病理相结合，找到分别适合各地域中国人的内镜诊断标准，再制定相应的治疗指南，或许才是我们这些人身负的真正使命吧！

大连医科大学附属第一医院

宫健

原书序

众所周知，胃癌是由多种基因异常叠加所引起的，不过在实际诊断过程中，以 *H. pylori* 感染为背景，必须对慢性萎缩性胃炎、肠上皮化生，甚至胃癌及各种各样的信息进行判别。因此，与之相对应的在对正常胃黏膜腺上皮结构、细胞分化、增殖正确理解的基础上，把握偏差的质与量，再进行异型性和异型度的判定就非常必要了。

本书以日本医学中心《临床消化内科》2013 年 1 月至 6 月刊《胃癌病理》连载为基础而成，当时处于如果不足以诊断，就要考虑到与实验病理一起加大诊断力度的时期。承蒙和歌山县立医科大学第二内科教授一濑雅夫先生连载并进一步书籍化的邀请，不胜感激。

本书一面回忆自己刚开始做病理时左右摇摆不定的状态，一面也希望临床医生和年轻的病理医生了解胃黏膜的正常结构、功能、分化，以及如何逐渐形成各种各样的胃病变。能否达成这一目的，还要多听听诸位的看法。为了让读者随手翻开都可以读到相对完整的知识，有些地方可能有重复，尚希见谅。

回顾自己做过的事情，如对分子生物学、动物实验、实验病理、乳腺癌、肺癌、胃癌、大肠癌等的研究，虽然在研究癌症方面有一些共同点，但总感觉做了那么多事情，都好像是无头苍蝇一般乱闯。然而在研究人的病理诊断时，我终于感觉自己将那些片断的经验联系在了一起。为什么要进行这项研究？显微镜下清晰可见就是病理的优势。可能很多人认为病理诊断和研究是不同的事情，但是我认为选择研究还是诊断并不是必须二选一。当然做免疫染色和基因解析时明确"这样的基因变异是 ×× 癌的风险因素"也是必要的，但是在日常的病理诊断中有类似于"这样的事至今还不明白""这个病的这个所见其实不是这样吗"等想法时，我认为它就已经构成了研究的开端。首先踏出第一步，而接下来把研究成果再回馈于临床才是终极的目标。

一濑雅夫先生平素就经常鼓励我们要从临床的角度了解胃癌的发生和预防。本书的形成也多亏了一濑老师的帮助。在爱知县癌症中心研究所工作时，立松正卫老师（原爱知县癌症中心研究所副所长、肿瘤病理学部部长，现日本生物辅助研究中心客座研究员）从基础开始教授我构成本书的人和动物胃癌实验病理知识。黑田诚老师（藤田保健卫生大学医学部病理诊断科教授）也曾经郑重地叮嘱我，在实际的病理诊断中不要只关注病理所见，更要考虑临床方面的重要性。坂仓照好先生（三重大学研究生院医学系研究科修复再生病理学领域名誉教授）从大学时代开始就是我实验病理研究的老师。在这方面我一直是望尘莫及。在连载时，渡边英伸老师（日本 PCL 病理、细胞诊断中心特别顾问，新潟大学名誉教授）也就 Vienna 分型和 Group 分型的修订经过和解析等内容为我进行了讲解。

一直以来都承蒙日本医疗中心临床消化内科编辑室的泽村玲子女士及有田敏伸先生的无以言表的关照，尤其是多次跟泽村女士说"这么晚打扰，实在对不起"。

借此机会也向关照过我的诸位表示衷心的感谢。

藤田保健卫生大学医学部病理诊断科

塚本彻哉

2015 年 4 月

目录

专栏

小贴士

封面照片：选自第 1 章的图 3（p4）的部分，专栏图 1（p12）

1 胃黏膜的正常结构和细胞分化

Normal histology and cell differentiation of the stomach mucosa

要点

- 表面覆盖小凹上皮细胞（主要标志物：MUC5AC）以保护黏膜。
- 胃底腺固有腺体由黏液颈细胞（MUC6）、主细胞（Pepsinogen Ⅰ）和壁细胞（Proton pump α-subunit）组成。
- 幽门腺固有腺体中有幽门腺细胞（MUC6，pepsinogen Ⅱ）和神经内分泌细胞（G细胞）（Chromogranin A，synaptophysin）。
- 表面小凹上皮细胞与幽门腺、胃底腺黏液颈细胞所分泌的黏液不同。前者是 *H. pylori*（幽门螺旋杆菌）的栖息地。

近年来，虽然随着 *H. pylori* 的感染率下降以及治疗方法的日益进步，使得胃癌的发生降低，但其死亡率仍居高不下。

学者们通过对长爪沙鼠（Mongolian gerbils，学名 *Meriones unguiculatus*）、小鼠和大鼠的胃癌实验，以及人类的肠上皮化生和胃癌进行分析，探讨了胃的正常结构、*H. pylori* 感染所致慢性胃炎的演变、胃癌的细胞分化。正确掌握人胃黏膜的腺上皮结构、细胞分化及增殖，对异型性的判定是非常重要的。本章节将结合其功能方面，对正常胃底腺及幽门腺的结构进行概述。

I 胃的解剖

胃是接续于食管，位于紧邻横膈膜下方的左上腹部，连接于十二指肠的袋状空腔脏器。胃内划分为与食管交界的贲门部（Cardia）、胃底部（Fundus）、胃体部（Body）和胃窦部（Antrum），通过幽门（Pylorus）与十二指肠分界。在《胃癌处理规范》中，将胃大弯及胃小弯进行三等分，连接各自对应点，将胃划分为上部（U）、中部（M）和下部（L）3个区域（**图1**）。此外，将食管（E）和胃的交界处记为食管胃结合部（EGJ），十二指肠记为 D。胃壁断面的划分是右侧贲门和幽门的最短部分为小弯（Lesser curvature，Less），左侧大的膨出部分为大弯（Greater curvature，Gre），腹侧为前壁（Anterior wall，Ant），背侧为后

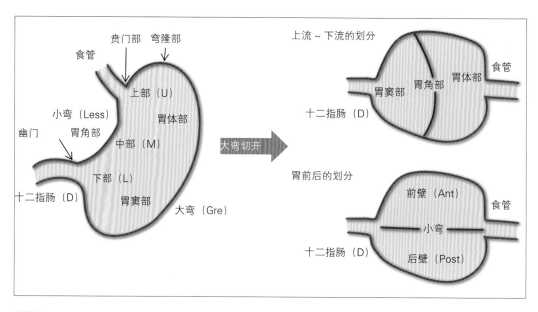

图1 胃的解剖

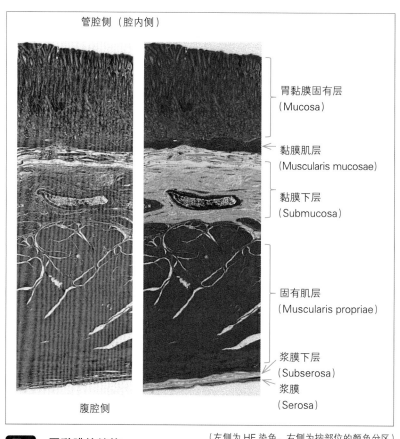

图2 胃黏膜的结构

（左侧为 HE 染色，右侧为按部位的颜色分区）

壁（Posterior wall，Post）。全周性的记为 Circ。

胃小弯侧由胃左右动脉（Left and right gastric arteries）、大弯侧由胃网膜左右动脉（Left and right gastroepiploic arteries）供应血液，是不容易发生贫血的脏器。胃体部由胃底腺黏膜组成，胃窦部由幽门腺黏膜组成，从管腔侧看，可以见到称为胃小凹的凹陷。

Ⅱ 胃黏膜的结构（图2）

胃黏膜在胃体部（胃底腺区域）和胃窦部（幽门腺区域）结构相同。管腔侧（腔内侧）有胃黏膜固有层（Mucosa），在表面小凹上皮下由胃底腺和幽门腺固有的细胞组成。接下来为黏膜肌层（Muscularis mucosae），是胃黏膜固有层与黏膜下层（Submucosa）的交界部。黏膜下层为疏松的结缔组织，内有为黏膜提供营养的血管及神经丛。其下方为厚的固有肌层（Muscularis propriae），负责胃的蠕动。最外侧为浆膜（Serosa），与腹腔交界。浆膜和固有肌层之间为浆膜下层（Subserosa）。

Ⅲ 胃底腺

1 胃底腺的细胞分化

胃底腺黏膜（Fundic mucosa）（图3）表面覆盖小凹上皮（Foveolar epithelium）（表面黏液细胞，Surface mucous cell），分泌以 MUC5AC 为核心蛋白的 Ⅰ 型黏液（图4a、b）。深部为胃底腺（固有腺体，Fundic gland）（图3）。小凹上皮和固有腺体之间为峡部（Isthmus），呈细管状，下方较狭窄的区域为增殖带，内有 Lgr5 阳性的干细胞（Stem cell），可进行自我复制并提供向上、下分化的细胞。增殖带细胞可通过 Ki-67 免疫染色阳性来进行识别。固有腺体由黏液颈细胞、主细胞和壁细胞组成。

2 黏液颈细胞

黏液颈细胞（Mucous neck cell）（图4c、d）存在于峡部，为胞浆透亮的小圆柱状细胞，被认为是来源于干细胞的具有增殖能力的细胞，分泌核心蛋白为 MUC6 的 Ⅲ 型黏液。

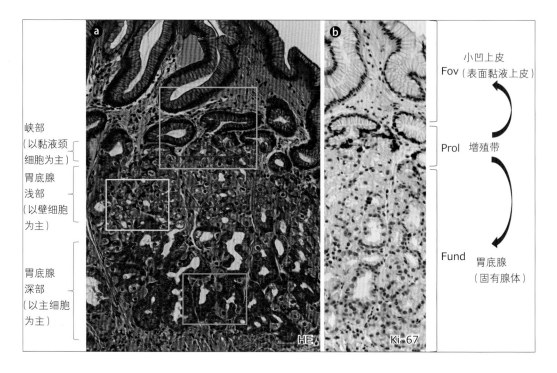

图3 胃底腺黏膜的构成及增殖带（倍率 100×）

a：表面覆盖小凹上皮，深部有胃底腺（固有腺体）。HE 染色（图中的绿色、黄色、蓝色和红色的 □，分别对应图 4 的 a、c、e、g）

b：在小凹上皮和胃底腺之间存在增殖带。Ki-67 免疫染色。Fov：小凹上皮；Prol：增殖细胞；Fund：胃底腺

小贴士

HE 染色的色调

- **嗜酸性**：酸性色素伊红（Eosin）带负电荷，将带正电荷的细胞质、胶原纤维染成红色。

- **嗜碱性**：通过被苏木因（Hematein）氧化的氧化铝等媒染剂，碱性色素苏木精（Hematoxylin）与磷酸等阴离子结合，与带负电荷的核酸（核 DNA 等）或核糖体（蛋白合成旺盛的细胞器）发生反应而被染成蓝色。

图4 胃底腺组成细胞

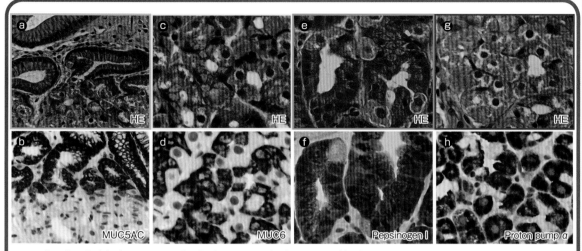

a、b：表面小凹上皮细胞。c、d：黏液颈细胞。e、f：主细胞，g、h：壁细胞
HE 染色（a、c、e、g），MUC5AC（b），MUC6（d），Pepsinogen Ⅰ（f），Proton pump α subunit（h）免疫染色（倍率 400×）

小凹上皮细胞（■部位）：腺管腔内侧（●）由高的圆柱状上皮细胞组成，细胞质富含黏液，胞核偏于基底侧（腺管周围侧：黄线）。其下方与胃底腺相连

黏液颈细胞（■部位）：存在于胃底腺峡部。为小的立方体样细胞。胞体透亮，核偏于基底侧

主细胞（■部位）：存在于胃底腺比较靠下的位置。为略大的立方体样细胞。胞体呈嗜碱性，有若干偏于基底侧的细胞核

壁细胞（■部位）：存在于胃底腺比较靠上的位置。为略大的立方体样细胞。胞体嗜酸性，有若干偏向基底侧的细胞核

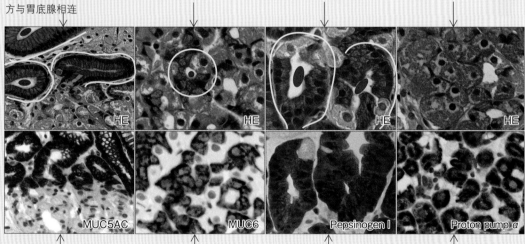

小凹上皮细胞：Ⅰ型黏液的核心蛋白 MUC5AC 属于分泌型蛋白，通过丝氨酸、苏氨酸残基与多种糖链结合，保护胃黏膜不被盐酸等腐蚀。该黏液也是 *H. pylori* 所喜欢的黏液

黏液颈细胞：Ⅲ型黏液的核心蛋白 MUC6 属于分泌型蛋白，被多种糖链所修饰

主细胞：Pepsinogen Ⅰ 是主细胞特异的标志物。ABC 筛查方法检测血清 Pepsinogen Ⅰ，Ⅲ，对慢性萎缩性胃炎病变程度的判断很重要

壁细胞：H⁺/K⁺—ATPase 是存在于细胞膜的 P-type ATPase 的一种。由 α 和 β 亚基组成二聚体结构。产生和分泌盐酸，维持胃内 pH 在 1~2 之间。免疫染色主要是针对 α 亚基的抗体

● 腔内侧　　━ 基底膜侧

3 主细胞

主细胞（Chief cell，Peptic cell）（**图 4e、f**）多存在于胃底腺底部，细胞质中含嗜碱性颗粒，细胞核排列在基底侧。胞体内含大量粗面内质网。分泌胃蛋白酶原 Pepsinogen Ⅰ 及 Ⅱ，分别由 *Pepsinogen A（PGA）* 及 *C（PGC）* 基因编码。Pepsinogen Ⅰ 特异性地产生于胃底腺主细胞，而 Pepsinogen Ⅱ 可产生于全胃（胃底腺主细胞、黏液颈细胞及幽门腺细胞）和十二指肠 Brunner 腺。Pepsinogen 在胃内酸性环境下转变成胃蛋白酶（Pepsin）活化，而在十二指肠中随着 pH 的升高而失活。

4 原始主细胞

在针对发生过程相关的细胞分化研究中，有报道发现在大鼠胃底腺中，存在介于主细胞和黏液颈细胞中间形态的细胞。出生后 14 天以内的小鼠，其主细胞和黏液颈细胞无法区分，也有报道认为此时仅存在一种分泌 Pepsinogen Ⅰ 的细胞，称之为原始主细胞（Primitive chief cell）。这种 Primitive chief cell 的概念对于探讨胃底腺来源的肿瘤发生是很重要的，对于进行黏液颈细胞标志物 MUC6 和主细胞标记物 Pepsinogen Ⅰ 的免疫染色是有意义的。

5 壁细胞

壁细胞（Parietal cell）（**图 4g、h**）主要存在于胃底腺的浅部，为大的嗜酸性胞体，核大且位于细胞质中央。细胞内含有丰富的线粒体，向细胞膜上的 H^+/K^+—ATPase（质子泵，Proton pump）提供大量的 ATP。分泌盐酸，使胃内的 pH 保持在 1~2。H^+/K^+—ATPase 是由具有酶活性的 α 亚基和具有跨膜结构域的 β 亚基组成的二聚体。前者由 *ATP4A*、后者由 *ATP4B* 基因编码。产生 H^+ 的同时形成 HCO_3^-，随血流从壁细胞运送至表面黏液细胞，具有保护表面细胞免受强酸腐蚀的作用。用于治疗消化性溃疡和反流性食管炎以及 *H. pylori* 除菌治疗辅助用药的兰索拉唑、奥美拉唑等质子泵抑制剂，就是通过与 H^+/K^+—ATPase 结合发挥作用的。

另外，壁细胞分泌维生素 B_{12} 吸收所必需的内因子（Intrinsic factor）。

Ⅳ 幽门腺

幽门腺的细胞分化及增殖带

幽门腺黏膜（Pyloric mucosa）（**图 5**）由表面的小凹上皮和深部的幽门腺（Pyloric gland）组成。胃底腺区和幽门腺区的表面结构相同，在幽门腺区，由小凹上皮形成的胃小凹较其他区域长。组织学上，管腔侧为含黏液的胞体，核分布于基底侧。免疫组织学显示 MUC5AC 阳性，PAS（Periodic acid schiff）染色阳性。

幽门腺固有腺体的分支复杂，多数形成胞体透亮和偏向基底侧的小腺腔。免疫组织学显示 MUC6 阳性（**图 6**）。产生 Pepsinogen Ⅱ，并不分泌像胃底腺主细胞的 Pepsinogen Ⅰ，PAS 染色也是阳性。

在 MUC5AC 阳性的小凹上皮和 MUC6 阳性的幽门腺之间的染色区，可见两者之间的交界（Over lap）非常狭窄，此处为存在干细胞的增殖带。图 6 中 Ki-67 阳性的增殖带扩张到原本位置以上，这是慢性炎症的反应性改变。在小鼠、大鼠和长爪沙鼠等实验动物中，仅见到腺管和腺管之间排列紧密，间质中存在少量的淋巴细胞。而在人的活检或者手术标本中，由于几乎都是 *H. pylori* 感染的状态，因此很难见到完全正常的图像。

图5 幽门腺黏膜

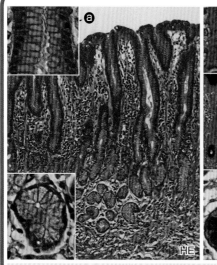
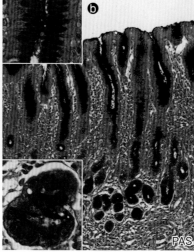

a：HE 染色
左上插图：小凹上皮
左下插图：幽门腺
b：PAS 染色
左上插图：小凹上皮
左下插图：幽门腺
（倍率 100×）

小凹上皮（表面黏液上皮）
（□ 部位）：从表面向深部幽
门腺延伸的管状腺管

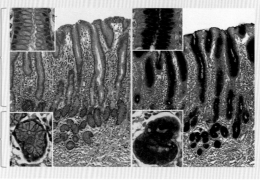

幽门腺（固有腺体）（■ 部
位）：由上方的小凹上皮移行
而来，形成椭圆形或圆形的
腺腔

小凹上皮和幽门
腺均含 PAS 染色
阳性的黏液

小贴士

PAS 染色

● 准确地说，是 PAS 反应（Periodic acid schiff 反应）。过碘酸把糖类氧化产生醛基，再用 Schiff 试剂进行检测。黏液或糖原被染成紫红色。

免疫染色的色素

● 免疫染色就是让二抗与一抗结合，然后通过二抗标记酶与适当的显色底物发生反应。标记酶使用辣根过氧化物酶（Horse radish peroxidase，HRP），底物使用 3, 3′ － 二氨基联苯胺（3, 3′ －diaminobenzidine DAB），多显色为棕色。如果底物使用 3－ 氨基 －9－ 乙基咔唑（3-amino-9-ethylcarbazole AEC），则显色为红色。标记酶使用肠碱性磷酸酶（Intestinal alkaline phosphatase），底物使用 NBT（氯化硝基四氮唑蓝 Nitro-blue tetrazolium chloride）/BCIP（5- 溴 -4- 氯 -3- 吲哚基 － 磷酸盐 5-bromo-4-chloro-3′ -indolyphosphate p-toluidine salt），则显色为蓝色。

图6 幽门腺细胞的增殖与分化

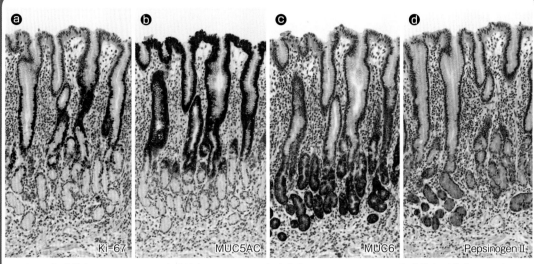

a：Ki-67 免疫染色。b：MUC5AC 免疫染色。c：MUC6 免疫染色。d：Pepsinogen II 免疫染色（倍率 100×）

小凹上皮（■部位）：在腺管开口侧（图的上方）由富含黏液的高的圆柱状上皮细胞组成。下方与幽门腺相连。通过核心蛋白 MUC5AC 的丝氨酸、苏氨酸残基与多种糖链结合，产生 I 型黏液。分泌到表面保护胃黏膜，此处也是 *H. pylori* 的栖息地

幽门腺（■部位）：Pepsinogen II 除了产生于幽门腺以外，也产生于胃底腺主细胞、黏液颈细胞。分泌到胃内后，在酸性环境下形成有活性的胃蛋白酶 Pepsin。Pepsin 的最适 pH 是 2，因此在胃内具有活性，而在十二指肠的中性环境下则失去活性

增殖带（■部位）：分布有 Ki-67 阳性的增殖细胞。本来存在于小凹上皮和幽门腺细胞之间的狭窄范围内，在这里因为慢性炎症导致增殖带的范围扩大。同时伴有小凹上皮增生，幽门腺有萎缩趋势，开始向慢性萎缩性胃炎转变

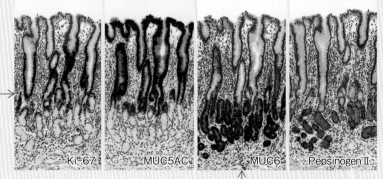

幽门腺（■部位）：存在于黏膜深部。呈管状或者小腺腔样形态。产生核心蛋白 MUC6。分泌被多种糖链修饰的 III 型黏液，特别是特征性的 GlcNAc 结构，是能被单克隆抗体 HIK1083 所识别的糖链。幽门腺发挥抗 *H. pylori* 的作用

图7 幽门腺的神经内分泌细胞

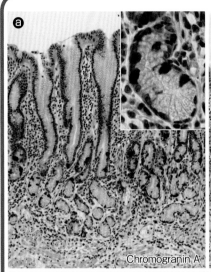
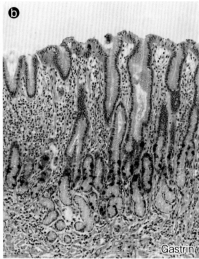

a：嗜铬素 A
（Chromogranin A）
免疫染色
右上插图：放大图
b：胃泌素（Gastrin）
免疫染色
（倍率 100×，插图：
400×）

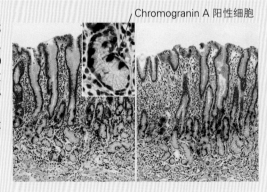

Chromogranin A 阳性细胞

神经内分泌细胞（■部位）：分布于腺底部区域。Chromogranin A 由 439 个氨基酸组成，是存在于神经内分泌细胞分泌颗粒中的酸性糖蛋白，属于器官非特异性标志物

G 细胞（■部位）：Gas-trin 是由幽门腺区域的 G 细胞分泌的消化道激素，包括由 17 个氨基酸组成的 gastrin17 和由 34 个氨基酸组成的 gastrin 34 等异构体。在 H. pylori 感染时，壁细胞被破坏，胃内 pH 上升引起 G 细胞的过度增生

Ⅴ 神经内分泌细胞

幽门腺中存在许多神经内分泌细胞。免疫组织学上表现为嗜铬素 A（Chromogranin A）（**图 7a**）、突触素（Synaptophysin）、CD57 阳性。还有分泌 gastrin（**图 7b**）的 G 细胞，分泌生长抑素（Somatostatin）的 D 细胞等。

胃的解剖因部位不同而固有腺体不同，本章结合其功能方面对正常组成细胞进行概述。细胞异型或结构异型是与正常细胞形态或正常腺体结构发生的偏倚程度的判断，因此，在进行病理诊断的时候，对正常组织结构的掌握是非常重要的。

在本章最后的附图、附表中，列出了正常胃底腺、幽门腺和肠上皮相关的各种分子表达类型和抗体、染色清单，以供参考。

— 文 献 —

[1] Netter F. H. 著，相磯貞和 訳：**ネッター―解剖学アトラス**（原著第 4 版）. Elsevier Japan，東京，2007.

[2] 日本胃癌学会 編：胃癌取扱い規約（第 14 版）. 金原出版，東京，2010.

[3] Payne, W. and Tan, D.：Introduction to the normal histology and physiology of the stomach. Tan, D. and Lauwers, G. Y.（eds.）：Gastric Cancer. 3–10, Lippincott Williams & Wilkins, Philadelphia, PA, 2011.

[4] Young, B. and Heath, J. W.：Gastrointestinal tract. Wheather's Functional Histology. 249–273, Churchill Livingston, London, 2000.

[5] Tatematsu, M., Tsukamoto, T. and Inada, K.：Stem cells and gastric cancer：role of gastric and intestinal mixed intestinal metaplasia. Cancer Sci. 94；135-141, 2003.

[6] Katsuyama, T. and Spicer, S. S.：Histochemical differentiation of complex carbohydrates with variants of the concanavalin A–horseradish peroxidase method. J. Histochem. Cytochem. 26；233-250, 1978.

[7] 北内信太郎，清水靖仁，柳岡公彦，他：**ペプシノゲン**―遺伝子構造，発現制御**と メチル**化，新し**い**分子種. 臨牀消化器内科 17；1543-1547，2002.

[8] Suzuki, S., Tsuyama, S. and Murata, F.：Cells intermediate between mucous neck cells and chief cells in rat stomach. Cell Tissue Res. 233；475-484, 1983.

[9] Kataoka, K., Takeoka, Y. and Furihata, C.：Immunocytochemical study of pepsinogen 1–producing cells in the fundic mucosa of the stomach in developing mice. Cell Tissue Res. 261；211-217, 1990.

[10] Tsukamoto, T., Yokoi, T., Maruta, S., et al.：Gastric adenocarcinoma with chief cell differentiation. Pathol. Int. 57；517-522, 2007.

[11] Kuhlbrandt, W.：Biology, structure and mechanism of P—type ATPases. Nat. Rev. Mol. Cell Biol. 5；282-295, 2004.

[12] Bab—Dinitz, E., Albeck, S., Peleg, Y., et al.：A C–terminal lobe of the beta subunit of Na, K—ATPase and H, K—ATPase resembles cell adhesion molecules. Biochemistry 48；8684-8691, 2009.

[13] Kierszenbaum, A. L.：Upper digestive segment, Organ systems：the alimentary system. Histology and Cell Biology, an Introduction to Pathology（2nd ed.）. 429-457, Mosby Elsevier, Philadelphia, PA, 2007.

专栏背后的故事

回想当时，反复琢磨有没有能够解释胃底腺细胞多样性的好的标本呢？结果想到了似乎有种彩虹玉米。在网上搜索时，发现了比想象中更好的多彩玻璃宝石玉米（Grass gem corn）。于是在长野县朝日村的妈妈农场（Mamosa-farm）上订购。一看照片，真的是有各种颜色。但是不能指定某种颜色，所以没办法就定了很多根。担心网购会不会回应很慢呢，结果没过几天就收到了回复："只是用于播种，需要那么多吗？"似乎担心倒卖。因为无论是在美国当地还是在日本似乎都处于缺货状态，在其他的网址上有的卖得很贵，因此这么想也是情有可原的。

"我个人正在进行胃癌的研究，为了说明胃的细胞……"我进行了解释后，真的是非常热心地给了我各种颜色的玉米。这就是专栏背后的故事。妈妈农场的须藤先生，谢谢您，借此机会表示深深的谢意。

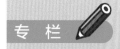

专栏　　民族文化与细胞分化

图 1 是彩虹玉米（Rainbow corn）的一种，叫作玻璃宝石玉米（Glass gem corn），是由俄克拉荷马州（Oklahoma）的 Carl L. Barnes 开发的。

Barnes 是具有一半彻罗基族（Cherokee，美国原住民）血统和一半苏格兰－爱尔兰血统的人。他为了寻求彻罗基族人的根源（Roots），学习了很多东西，获得了农业学学位，同时也经营农场。他注意到在自己的农场里留有祖先传下来的玉米品种，并且发现这些玉米品种能够与随着 19 世纪民族迁移时渐近消失的其他品种进行杂交。于是经过多年的努力，他成功地让祖先的玉米品种再度复苏。这种玉米的复活，对祖先原住民中逐渐消失的民族文化和身份的复活起到了很大的作用。进一步，他用自己农场的祖先玉米与同行们的玉米进行杂交，全力进行祖先玉米的复活，并逐步扩展到了美国全境。在原住民中，这种玉米更具有宗教的意义，每一粒玉米都是"圣种"，与人有着神秘的关联。

看到这些各种颜色的玉米粒，我的脑海中就浮现出胃底腺组织中细胞的多样性（图 2）。胃底腺组织表面覆盖小凹上皮。小凹上皮分泌保护胃黏膜表面的 I 型黏液，因而 HE 染色上胞浆透亮。下方的峡部有黏液颈细胞，细胞的形态与小凹上皮细胞略有不同，分泌 Ⅲ 型黏液，胞浆也是透亮的。再下方为壁细胞，壁细胞内含丰富的线粒体，主要发挥向细胞外分泌盐酸的作用。HE 染色呈嗜酸性（红）。主细胞位于最下方，含有大量分泌胃蛋白酶原（Pepsinogen）的粗面内质网，呈嗜碱性（蓝）。

如果把这些颜色用 CMYK 色值表（蓝色、洋红色、黄色、黑色）来分解的话，小凹上皮细胞为 C10 M50 Y0 K0，黏液颈细胞为相同的 C10 M50 Y0 K0，壁细胞以 C20 M80 Y0 K0 和洋红色为主，主细胞以 C50 M90 Y10 K0 和蓝色为主，但是整体上并没有所想的差异那么明显。因为只有苏木素和伊红两种染色，总体上还是不如玻璃宝石玉米那样多彩。但是，病理医生需要区分这种微妙的色差，整日琢磨病变是什么、产生什么样的炎症细胞、肿瘤的主体是什么来进行诊断。据此我们想象这些玉米，b 最接近于胃底腺，a 有种假幽门腺化生的感觉，c 为部分肠上皮化生，d 可能已经发生腺瘤等。您觉着怎么样呢？

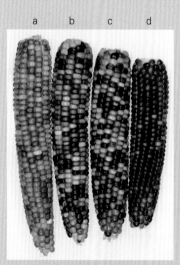

图 1　玻璃宝石玉米

购入了 4 根不同颜色的玉米。很期待数一数共有多少颜色

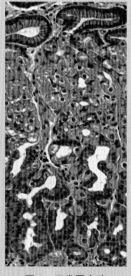

图 2　正常胃底腺

（HE 染色，倍率 100×）（来自第 1 章的图 3，详细颜色组合参照第 1 章图 4）

参考资料

[1] Schoen, G.: The Origins and Journey of 'Carl's Glass Gems' Rainbow Corn, MotherEarthNews, Ogden Publications web site, 2012（http://www.MotherEarthNews.com/Rainbow-Corn）.

[2] CMYK 分解は，Carl Zeiss 社デジタルカメラ AxioCam で撮影し PhotoShop を使用.

附 胃底腺、幽门腺和肠上皮化生各种相关分子的表达类型

● 胃底腺、幽门腺的模式图及各种标志物的表达见**附图**。

● 无论是胃底腺还是幽门腺，表面胃小凹上皮存在于整个胃黏膜的表面，细胞质中有黏蛋白 MUC5AC、核转录因子 SOX2 的表达。胃底腺黏液颈细胞与幽门腺细胞非常相似，有共表达的 MUC6 和 Pepsinogen Ⅱ。在胃底腺，有分泌盐酸的含 Proton pump α subunit 的壁细胞，深部有产生 Pepsinogen Ⅰ、Ⅱ 的主细胞。

● 在解释肠上皮化生腺管之前，在此先对肠上皮细胞进行描述，吸收细胞的存在使腺管腔内侧刷状缘呈 CD10 阳性，杯状细胞中有 MUC2 阳性的黏液。肠上皮有特异性的核转录因子 CDX2 的表达。

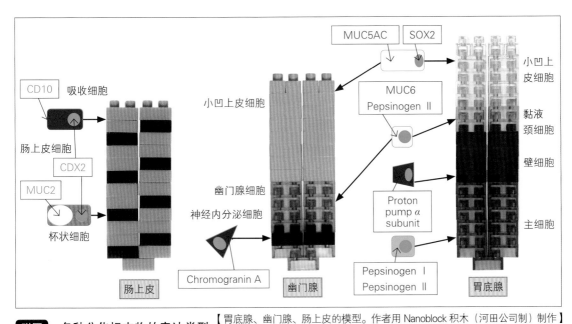

附图 各种分化标志物的表达类型　【胃底腺、幽门腺、肠上皮的模型。作者用 Nanoblock 积木（河田公司制）制作】

● 另，下页的**附表**是本书中所使用的抗体清单，请参考。

附表 所使用的抗体、特殊染色、原位杂交（In situ hybridization）探针列表

细胞等的分类	抗体/特殊染色	功能	消化道靶向细胞	位置	制造商	克隆	宿主
胃型上皮细胞	MUC5AC	黏蛋白	小凹上皮细胞（表面黏液上皮细胞）Foveolar epithelial cell (Surface mucous cell)	细胞质及细胞膜	Novocastra	CLH2	老鼠
	MUC6	黏蛋白	幽门腺细胞 Pyloric gland cell 胃底腺黏液颈细胞 Mucous neck cell	细胞质及细胞膜	Novocastra	CLH5	老鼠
	Pepsinogen I	消化酶	胃底腺主细胞 Chief cell	细胞质	AbB Serotec	8003 (99/12)	老鼠
	Proton pump α subunit	H^+/K^+ ATPase	胃底腺壁细胞 Parietal cell	细胞质	MBL	1H9	老鼠
	Pepsinogen II	消化酵素	幽门腺细胞 Pyloric gland cell	细胞质	Biogenesis	90/10	老鼠
	SOX2	转录因子	小凹上皮细胞	核	Chemicon	Poly-clonal*	兔子
	Periodic acid Schiff (PAS)	黏液	小凹上皮细胞及幽门腺细胞 Foveolar and pyloric cell	细胞质	特殊染色	—	—
肠型上皮细胞	MUC2	黏蛋白	杯状细胞 Goblet cell	细胞质及细胞膜	Novocastra	Ccp58	老鼠
	CD10	糖蛋白	吸收细胞 Absorptive cell	细胞膜	DAKO	56C6	老鼠
	Villin	吸收上皮刷状缘组成蛋白	吸收细胞 Absorptive cell	管腔侧胞膜	Transduction Laboratory	12	老鼠
	CDX2	转录因子	所有肠型细胞 Intestinal cell	核	BioGenex	CDX2-88	老鼠
	Alcian blue	黏液	杯状细胞 Goblet cell	细胞质	特殊染色	—	—
其他上皮细胞	Cytokeratin (CAM5.2)	上皮细胞中间丝	腺上皮细胞 Glandular epithelial cell	细胞质	BD Bioscience	CAM5.2	老鼠
	Chromogranin A	分泌颗粒	神经内分泌细胞 Neuroendocrine cell	细胞质	DAKO	Polyclonal	兔子
间充质细胞	Vimentin	间充质细胞中间丝	间充质细胞 Stromal cell 炎症细胞 Inflammatory cell	细胞质	DAKO	V9	老鼠
	CD34	细胞膜糖蛋白	血管内皮细胞 Endothelial cell	细胞膜	Immunotech	QB End10	老鼠
炎症细胞	CD68	细胞膜糖蛋白	巨噬细胞（泡沫细胞）Macrophage (Foamy cell)	细胞膜	DAKO	KP-1	老鼠
增殖标志物/癌基因	Ki-67	核蛋白	增殖细胞（核）Proliferating cell	核	DAKO	MIB-1	老鼠
	p53	核蛋白	抑癌基因 Tumor suppressor gene	核	DAKO	DO-7	老鼠
	HER2/neu	受体酪氨酸激酶	癌基因（细胞膜）Onco-gene	正常存在于细胞膜	Roche	4B5	兔子
	HER2/CEP17 FISH	—	—	核	Abbott	PathVysion HER2 DNA 探针试剂盒	—
病原体	EBER-ISH	Epstein-Barr virus Encoded Small RNAs	Epstein-Barr virus	感染细胞的核	DAKO	PNA probe	—
	Helicobacter pylori	—	Helicobacter pylori	菌体	DAKO	Polycolnal	兔子

* 现在已停止生产

14   1. 胃黏膜的正常结构和细胞分化

H. pylori 感染、
慢性胃炎和肠上皮化生

Helicobacter pylori infection, chronic gastritis, and intestinal metaplasia

要点

- *H. pylori* 感染是慢性胃炎和胃癌发生的病因。
- 肠上皮化生，是 *H. pylori* 感染引起的从胃肠混合型向肠单独型连续演变的过程。
- 固有腺体的萎缩和肠上皮化生同时进行。
- 胃型、胃肠混合型、肠单独型的表型是在转录因子的调控下以腺管为单位发生改变的。

大量的免疫学研究表明，*H. pylori*（幽门螺旋杆菌）是引起慢性胃炎、胃溃疡、肠上皮化生甚至胃癌或 MALT（Mucosa associated lymphoid tissue）淋巴瘤等的重要原因，但其具体致病机制尚不明确。胃癌可划分为分化型 vs 未分化型，肠型 vs 胃型，或者肠型 vs 弥漫型等，这是以肠上皮化生作为癌前病变为前提的。此外，也存在向胃、肠分化的混合形态，非常混乱。

本章以慢性胃炎和肠上皮化生为焦点，针对 *H. pylori* 感染及其后续引发的逐步进展的肠上皮化生进行阐述。

I *H. pylori* 及其栖息环境

H. pylori 是 1983 年由澳大利亚的 Warren 和 Marshall 从人慢性胃炎患者中分离出来的。*H. pylori* 是一种菌体（杆形，Bacillary form）呈细长螺旋状的杆菌（图 1a、c）。通过数根鞭毛在胃的黏液中移动，当栖息环境恶化的时候变成球形（图 1b、d）。病理上表现为伴大量炎细胞浸润的慢性胃炎，无肠上皮化生，表面上皮的黏液附着处有 *H. pylori* 栖息（表 1）。在图 1（a、b）中，如把蓝色箭头处放大，则很容易找到 *H. pylori*。

在针对人胃黏膜表面黏液的详细研究中，发现表面小凹上皮黏液和幽门腺黏液在表面相互交叉形成层状结构，*H. pylori* 栖息在小凹上皮黏液内或小凹上皮表面。幽门腺黏液中有抑制 *H. pylori* 细胞壁成分胆固醇 –α–D– 吡喃葡糖苷生物合成的含 α1，4-GlcNAc 残基的糖链，对 *H. pylori* 具有防御功能。

表1　查找 *H. pylori* 的要点和判定（参照图1）

- 寻找炎症明显的地方。
- 寻找表面覆盖有胃小凹上皮，没有肠上皮化生的地方。
- 寻找表面附着黏液，有肮脏感的地方。
- *H. pylori* 应当存在于表面黏液或表面小凹上皮的表面。
- 菌体为杆状（Bacillary form）时，通过免疫染色和 Giemsa 染色方法均易识别。
- 菌体为球状（Coccoid form）时，如果为少量，Giemsa 染色后腺管内的 *H. pylori* 和同等大小的颗粒状垃圾（死细胞的残体？）很难鉴别。
- 寻找应当有 *H. pylori* 的地方却没找到时，可以让临床医生联合使用其他 *H. pylori* 检查方法。

另外，随着肠上皮化生的进展，胃型黏液越来越少，在组织病理学上对 *H. pylori* 的发现就越来越困难（**图 1e、f**，蓝色箭头）。

II 慢性胃炎（图2）

H. pylori 感染引起慢性胃炎，可见中性粒细胞、淋巴细胞浸润，淋巴滤泡形成，浆细胞浸润（**图 2a**）。上皮发生明显的再生性改变，表面有 PAS 和 MUC5AC 阳性的小凹上皮（**图 2b、d**）。小凹上皮的细胞核中有转录因子 SOX2 的表达（**图 2d，inset**）。腺底部可见 MUC6 阳性的幽门腺（**图 2e**）。在小凹上皮和幽门腺交界的增殖带区域，细胞增殖标志物 Ki-67 呈阳性（**图 2f**）。淋巴滤泡中央也可见显著的细胞增殖。形态学及 CDX2 免疫染色均未见肠上皮化生（**图 2c**）。保持腺底部 ←→ 增殖带 ←→ 腺管开口方向的细胞分化、细胞增殖的极性。

如上所述，在炎症的早期，结构基本正常。

III 慢性萎缩性胃炎和肠上皮化生

1 肠上皮化生的分型

既往关于肠上皮化生的分型，是根据潘氏细胞（Paneth 细胞）的存在程度分为完全型和不完全型，根据形态学改变和黏蛋白的表达分为小肠型和大肠型。或者根据高铁二胺 – 爱显蓝（High iron diamine–Alcian blue，HID-AB）染色分为Ⅰ～Ⅲ型。

慢性胃炎进一步进展的话，胃固有腺体萎缩的同时，逐渐出现肠上皮化生。笔者将其分为胃型上皮残存并逐渐被肠型上皮取代的胃肠混合型肠上皮化生（Gastric-and-intestinal-mixed intestinal metaplasia，GI-IM）和胃型上皮消失仅为肠型上皮细胞的肠单独型肠上皮化生（Solely-intestinal-type IM，I-IM）。*H. pylori* 感染长爪沙鼠的实验显示，肠上皮化生随时间演变，早期为胃肠混合型，逐步变为肠单独型。通过这个实验，我们了解到肠上皮化生是从胃向肠的演变过程。

2 胃肠混合型肠上皮化生
（Gastric-and-intestinal-mixed intestinal metaplasia，GI-IM）（图3）

在 GI-IM，伴随杯状细胞的出现，小凹上皮呈现胃小凹上皮和肠吸收上皮的中间形态和表达表型。杯状细胞的黏液在胃小凹上皮中呈 PAS 阳性，同时在肠杯状细胞中 Alcian blue（AB）阳性（图 3b、c），残存有 MUC5AC 的表达（图3d），也存在 MUC2 阳性的杯状细胞或 CD10 阳性的吸收细胞（图 3g、h），是胃型转录因子 SOX2 和肠型转录因子 CDX2 两者均表达的时期。MUC6 阳性的幽门腺细胞呈现逐渐减少的趋势，但在腺底部仍有残存（图 3e）。MUC5AC 和 MUC6的重叠程度基本与正常组织相同，增殖带存在于小凹上皮和幽门腺之间，保持正常结构。

3 肠单独型肠上皮化生 （Solely-intestinal-type IM，I-IM）（图4）

随着肠上皮化生的进一步进展，MUC5AC 阳性的胃小凹上皮成分及 MUC6阳性的幽门腺成分消失（图 4c、d），整个腺上皮被 MUC2 阳性的杯状细胞和CD10 阳性的吸收细胞所占据（图 4f、g）。此外，在腺底部出现了 Paneth 细胞（图 4a）。CDX2 也在所有肠型细胞的细胞核中强表达（图 4h）。此阶段为 I-IM。在小凹上皮细胞核中表达的 SOX2 消失。

图 1　慢性胃炎和 *H. pylori* 感染

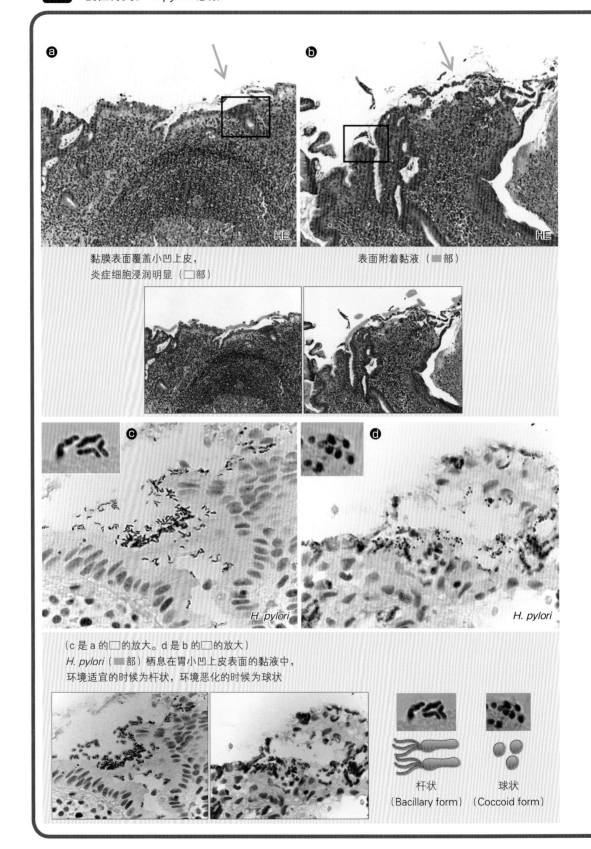

ⓐ 黏膜表面覆盖小凹上皮，
炎症细胞浸润明显（□部）

ⓑ 表面附着黏液（■部）

ⓒ *H. pylori*

ⓓ *H. pylori*

（c 是 a 的□的放大。d 是 b 的□的放大）
H. pylori（■部）栖息在胃小凹上皮表面的黏液中，
环境适宜的时候为杆状，环境恶化的时候为球状

杆状
（Bacillary form）

球状
（Coccoid form）

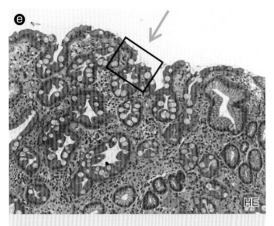

黏膜表面覆盖肠上皮化生上皮。
以单核细胞为主的轻度～中度炎症细胞浸润（□部）。
肠上皮化生发生后有炎症减轻的趋势。表面黏液少见

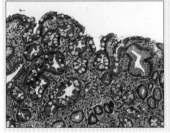

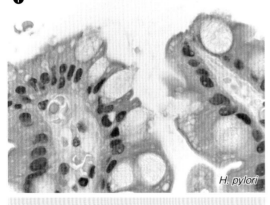

（e 的□部的放大）未见 *H. pylori*

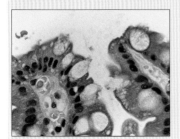

▶ a~d：伴强炎症细胞浸润的慢性胃炎组织像（a、b）。表面上皮可见黏液附着（蓝色箭头），未见肠上皮化生。以这样的部位为焦点，很容易找到 *H. pylori*。*H. pylori* 附着并栖息于表面上皮（c、d），呈杆状、螺旋状（Bacillary form）（c）或者球状（Coccoid form）（d）

▶ e、f：随着肠上皮化生的进展，表面黏液不明显（e，蓝色箭头），也见不到 *H. pylori*（f）

a、b、e：HE 染色（倍率 100×）
c、d、f：*H. pylori* 免疫染色（倍率 630×，inset：数码放大）

图2 慢性胃炎

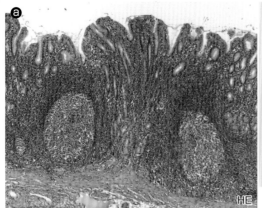

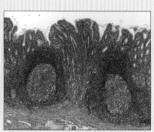

无肠上皮化生的慢性胃炎的黏膜。此时炎症细胞浸润显著，也可见淋巴滤泡形成（□部）

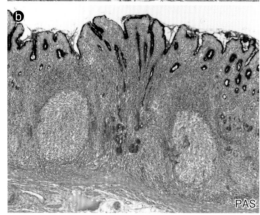

PAS 阳性的表面胃小凹上皮

PAS 阳性的幽门腺

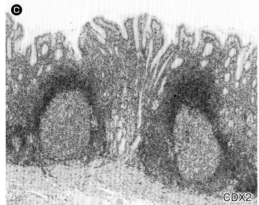

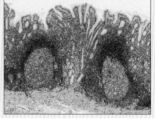

无肠上皮化生，CDX2 阴性

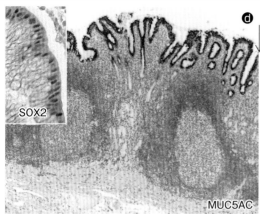

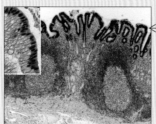

d 局限于核的胃型转录因子 SOX2 的表达，保存良好（■部）

MUC5AC 阳 性 的胃小凹上皮（■部），保持良好表达

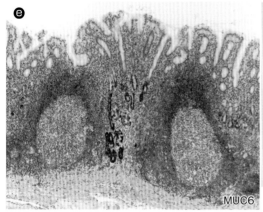

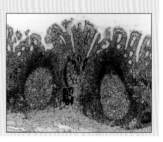

e MUC6 阳性的幽门腺上皮（■部）。被炎症细胞或淋巴滤泡挤压呈现萎缩趋势，但仍有明显残存

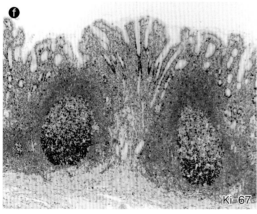

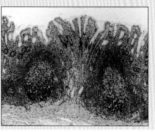

f MUC5AC 和 MUC6 重叠区域的较窄范围内有 Ki-67 阳性的增殖带（■部），有显著炎症和增殖带扩大的趋势。发生肿瘤的时候，有 MUC5AC 和 MUC6 重叠或 Ki-67 阳性增殖带扩大的趋势

可见淋巴滤泡的中心有淋巴细胞增殖（□部）

▶ 伴显著淋巴滤泡形成的幽门腺黏膜

a：HE 染色。b：PAS 染色。c：CDX2 免疫染色。d：MUC5AC 免疫染色；插图：SOX2 免疫染色，局限在核的转录因子。e：MUC6 免疫染色。f：Ki-67 免疫染色（倍率：a~f：50×；d 的插图：200×）

2

H. pylori 感染、慢性胃炎和肠上皮化生

图 3　胃肠混合型肠上皮化生

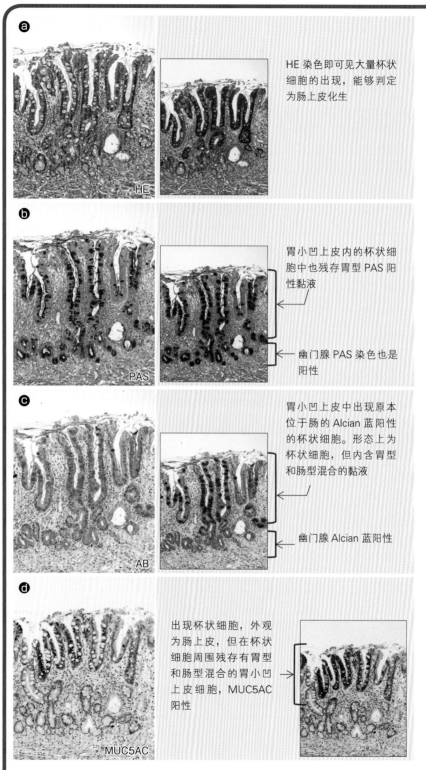

HE 染色即可见大量杯状细胞的出现，能够判定为肠上皮化生

胃小凹上皮内的杯状细胞中也残存胃型 PAS 阳性黏液

幽门腺 PAS 染色也是阳性

胃小凹上皮中出现原本位于肠的 Alcian 蓝阳性的杯状细胞。形态上为杯状细胞，但内含胃型和肠型混合的黏液

幽门腺 Alcian 蓝阳性

出现杯状细胞，外观为肠上皮，但在杯状细胞周围残存有胃型和肠型混合的胃小凹上皮细胞，MUC5AC 阳性

a：HE 染色。b：PAS 染色。c：Alcian blue 染色。d：MUC5AC 免疫染色。e：MUC6 免疫染色。f：Ki-67 免疫染色。g：MUC2 免疫染色。h：CD10 免疫染色（倍率 100×）

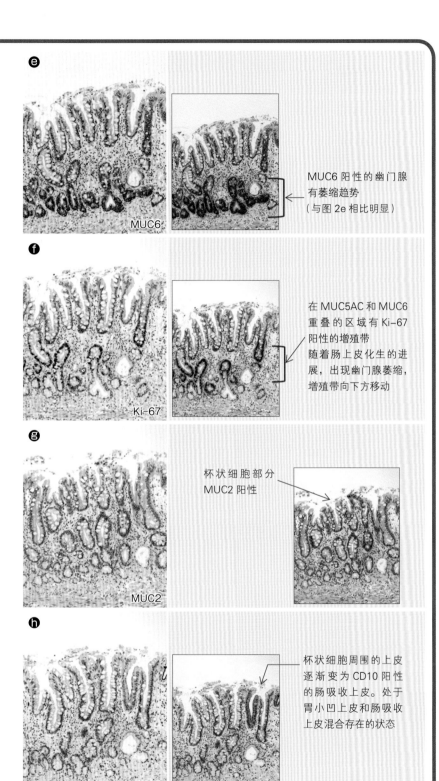

e

MUC6

MUC6 阳性的幽门腺
有萎缩趋势
（与图 2e 相比明显）

f

Ki-67

在 MUC5AC 和 MUC6
重叠的区域有 Ki-67
阳性的增殖带
随着肠上皮化生的进
展，出现幽门腺萎缩，
增殖带向下方移动

g

MUC2

杯状细胞部分
MUC2 阳性

h

CD10

杯状细胞周围的上皮
逐渐变为 CD10 阳性
的肠吸收上皮。处于
胃小凹上皮和肠吸收
上皮混合存在的状态

▶ 肠上皮化生的早期图像。肠杯状细胞的出现和幽门腺的萎缩同时发生。胃型表型
（MUC5AC 或 MUC6）充分残存，开始表达肠型表型（MUC2，CD10，CDX2）

图4 肠单独型肠上皮化

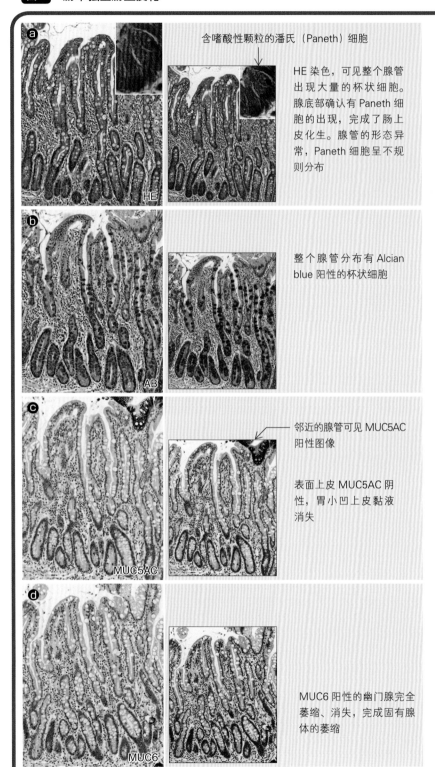

含嗜酸性颗粒的潘氏（Paneth）细胞

HE 染色，可见整个腺管出现大量的杯状细胞。腺底部确认有 Paneth 细胞的出现，完成了肠上皮化生。腺管的形态异常，Paneth 细胞呈不规则分布

整个腺管分布有 Alcian blue 阳性的杯状细胞

邻近的腺管可见 MUC5AC 阳性图像

表面上皮 MUC5AC 阴性，胃小凹上皮黏液消失

MUC6 阳性的幽门腺完全萎缩、消失，完成固有腺体的萎缩

a：HE 染色；插图：Paneth 细胞。b：Alcian blue 染色。c：MUC5AC 免疫染色。d：MUC6 免疫染色。e：Ki-67 免疫染色。f：MUC2 免疫染色。g：CD10 免疫染色。h：CDX2 免疫染色；插图：局限于核的转录因子（倍率 a~h：100×；a 的插图：400×；h 的插图：400×）

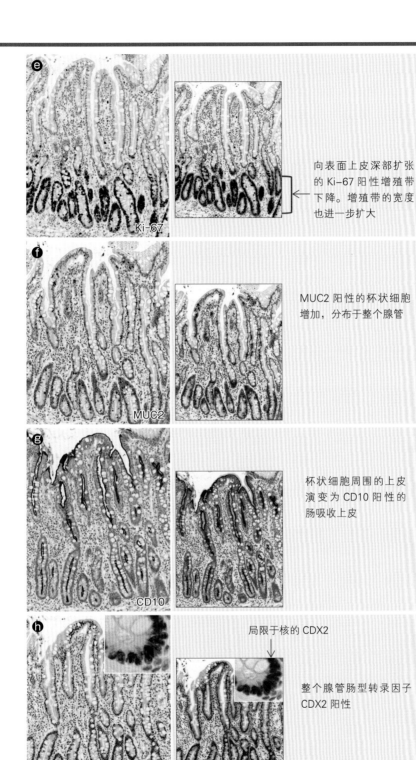

向表面上皮深部扩张的 Ki-67 阳性增殖带下降。增殖带的宽度也进一步扩大

MUC2 阳性的杯状细胞增加，分布于整个腺管

杯状细胞周围的上皮演变为 CD10 阳性的肠吸收上皮

局限于核的 CDX2

整个腺管肠型转录因子 CDX2 阳性

▶ 肠上皮化生的完成像。腺管全部被肠杯状细胞、吸收细胞、Paneth 细胞所占据，胃型表型没有残存

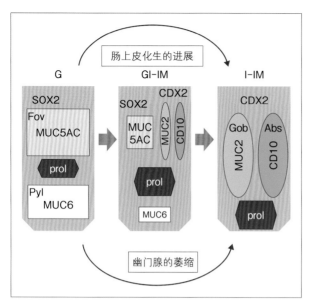

图5 幽门腺的萎缩和肠上皮化生的进展

伴随慢性胃炎引起的幽门腺固有腺体（G）萎缩，肠上皮化生也同时由胃肠混合型（GI-IM）向肠单独型（I-IM）进展。在这个进程中，随着胃型转录因子 SOX2 的表达降低，逐步出现肠型转录因子 CDX2 的异位表达。在这些转录因子的调控下，出现各种分化标志物表达被抑制或被诱导。增殖带逐渐扩大并向腺底部移动。

G：幽门腺黏膜；GI-IM：胃肠混合型肠上皮化生；I-IM：肠单独型肠上皮化生；Fov：小凹上皮；Pyl：幽门腺；prol：增殖带；Gob：杯状细胞；Abs：吸收上皮

4　慢性萎缩性胃炎和肠上皮化生的进展

图 5 为肠上皮化生进展的模式图。伴随慢性胃炎引起的幽门腺固有腺体萎缩，肠上皮化生也从胃肠混合型逐步进展为肠单独型。在这个进程中，腺管单位中的胃型转录因子 SOX2 的表达降低，同时肠型转录因子 CDX2 出现异位性表达。SOX2 调控的 MUC5AC，CDX2 诱导的 MUC2 等下游各种分化标志物的表

小贴士

调控细胞分化的转录因子

● 胃型转录因子，如 SOX2。SOX2 是含有 Sry 样 HMG 盒子【Sry-like high-mobility group（HMG）box】的转录因子家族成员之一。在鸡的消化道中，从咽到胃均有表达，以表达 CDXA 的十二指肠为界线表达消失。在人类的胃黏膜上皮细胞的细胞核中表达，认为其具有调控 MUC5AC 等表达的作用，在十二指肠以下表达消失。是生成 iPS 细胞时导入的山中伸弥四因子之一。

● 肠型转录因子有 CDX1、CDX2 的同源异型盒基因。是黑腹果蝇（*Drosophila melanogasterd*）尾部（Caudal）对应的直系同源基因（Ortholog）。对果蝇前后轴后尾部的形成起重要作用。局限在十二指肠、小肠和大肠上皮细胞的细胞核中。诱导杯状细胞的 MUC2、吸收细胞的肠型碱性磷酸酶等的表达。在胃中，肠上皮化生或肠型胃癌诱导其表达。

表2 新悉尼系统（Updated Sydney system）的胃炎定量评价

	正常 （Normal）	轻度 （Mild）	中度 （Moderate）	重度 （Marked）
幽门螺杆菌量（*H. pylori* density）	0	1	2	3
中性粒细胞浸润 （Polymorphonuclear neutrophil activity）	0	1	2	3
慢性炎症的程度（Chronic inflammation）	0	1	2	3
腺管萎缩（Glandular atrophy）	0	1	2	3
肠上皮化生（Intestinal metaplasia）	0	1	2	3

〔Dixon, M. F., et al. : Am. J. Surg. Pathol. 20；1161-1181, 1996 年制作〕

达被抑制或者出现异位表达。伴随固有腺体（幽门腺）的萎缩，增殖带位置逐渐扩大并向腺底部移动。从增殖带向腺底部的移动，固有腺体的萎缩已经完成。肿瘤中的 Ki-67 阳性增殖细胞呈不规则分布，但在肠上皮化生中，增殖细胞出现在腺体开口部位，非断续性地排列，保持向腺体开口方向的分化。

Ⅳ 胃炎的评价

作为评价上述从慢性萎缩性胃炎到肠上皮化生演变的标准，最常用的是新悉尼系统（Updated Sydney system）。分别从幽门部小弯侧和大弯侧各取一块，从体部小弯侧和大弯侧各取一块，以及从胃角部取一块，共取 5 块组织活检。在病理学上，根据 *H. pylori* 细菌量、中性粒细胞浸润、慢性炎症（单核细胞浸润）、腺管萎缩和肠上皮化生情况，从正常到重度分为 4 级，来进行定量评价（**表2**）。

H. pylori 感染引发持续性的慢性炎症，逐步出现固有腺体的萎缩和诱发肠上皮化生，从 GI-IM 进展到 I-IM。也有报道显示 *H. pylori* 的 CagA（Cytotoxin-associated gene antigen）能够促进肠型化生，但其具体机制尚不明确，有待今后进一步研究。

[1] Parsonnet, J., Friedman, G. D., Vandersteen, D. P., et al. : Helicobacter pylori infection and the risk of gastric carcinoma. N. Engl. J. Med. 325 ; 1127–1131, 1991.

[2] Uemura, N., Okamoto, S., Yamamoto, S., et al. : Helicobacter pylori infection and the development of gastric cancer. N. Engl. J. Med. 345 ; 784–789., 2001.

[3] Marshall, B. J. and Warren, J. R. : Unidentified curved bacilli in the stomach of patients with gastritis and peptic ulceration. Lancet 1 ; 1311–1315, 1984.

[4] Warren, J. R. and Marshall, B. J. : Unidentified curved bacilli on gastric epithelium in active chronic gastritis. Lancet 1 ; 1273–1275, 1983.

[5] Catrenich, C. E. and Makin, K. M. : Characterization of the morphologic conversion of Helicobacter pylori from bacillary to coccoid forms. Scand. J. Gastroenterol. 181 (Suppl.); 58–64, 1991.

[6] Ota, H., Nakayama, J., Shimizu, T., et al. : Relation of H. pyroli to gastric mucins and gastric surface mucous gel layer. Gut 48 ; 869–871, 2001.

[7] Kawakubo, M., Ito, Y., Okimura, Y., et al. : Natural antibiotic function of a human gastric mucin against Helicobacter pylori infection. Science 305 ; 1003–1006, 2004.

[8] Kawachi, T., Kogure, K., Tanaka, N., et al. : Studies of intestinal metaplasia in the gastric mucosa by detection of disaccharidases with "Tes–Tape" . J. Natl. Cancer Inst. 53 ; 19–30, 1974.

[9] Teglbjaerg, P. S. and Nielsen, H. O. : "Small intestinal type" and "colonic type" intestinal metaplasia of the human stomach, and their relationship to the histogenetic types of gastric adenocarcinoma. Acta Pathol. Microbiol. Scand. A. 86 A ; 351–355, 1978.

[10] Jass, J. R. and Filipe, M. I. : A variant of intestinal metaplasia associated with gastric carcinoma : a histochemical study. Histopathology 3 ; 191–199, 1979.

[11] Inada, K., Nakanishi, H., Fujimitsu, Y., et al. : Gastric and intestinal mixed and solely intestinal types of intestinal metaplasia in the human stomach. Pathol. Int. 47 ; 831–841, 1997.

[12] Tatematsu, M., Tsukamoto, T. and Inada, K. : Stem cells and gastric cancer : role of gastric and intestinal mixed intestinal metaplasia. Cancer Sci. 94 ; 135–141, 2003.

[13] Nozaki, K., Shimizu, N., Tsukamoto, T., et al. : Reversibility of heterotopic proliferative glands in glandular stomach of Helicobacter pylori–infected Mongolian gerbils on eradication. Jpn. J. Cancer Res. 93 ; 374–381, 2002.

[14] Tsukamoto, T., Inada, K., Tanaka, H., et al. : Down regulation of a gastric transcription factor, Sox2, and ectopic expression of intestinal homeobox genes, Cdx1 and Cdx2 : Inverse correlation during progression from gastric/intestinal–mixed to complete intestinal metaplasia. J. Cancer Res. Clin. Oncol. 130 ; 135–145, 2004.

[15] Dixon, M. F., Genta, R. M., Yardley, J. H., et al. : Classification and grading of gastritis. The updated Sydney System. International Workshop on the Histopathology of Gastritis, Houston 1994. Am. J. Surg. Pathol. 20 ; 1161–1181, 1996.

[16] Murata–Kamiya, N., Kurashima, Y., Teishikata, Y., et al. : Helicobacter pylori CagA interacts with E–cadherin and deregulates the beta–catenin signal that promotes intestinal transdifferentiation in gastric epithelial cells. Oncogene 26 ; 4617–4626, 2007.

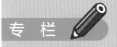

专 栏　　　是幽门螺旋杆菌还是垃圾？

　　H. pylori 感染是引起慢性萎缩性胃炎、肠上皮化生，进而发生胃癌的感染性疾病。*H. pylori* 除菌治疗被认为是胃炎治疗和胃癌预防的有效方法，但是除菌前必须先判断是否存在感染。临床上关于幽门螺旋杆菌的检查，主要有以下几种方法。

【不受 *H. pylori* 分布影响的检查】

　　①血清抗 *H. pylori* **抗体检测**：该检查方法不受胃内 *H. pylori* 分布的影响，但是除菌后抗体检测值并不会马上下降，因此不适于除菌效果的判定。

　　②尿素呼气试验（Urea breath test，UBT）：口服 ^{13}C- 尿素胶囊，如果胃部存在 *H. pylori* 感染，该菌的尿素酶与尿素发生反应，$(H_2N)_2C=O+H_2O \rightarrow 2NH_3+CO_2$，对呼出的气体中 ^{13}C- 标记的二氧化碳进行检测。这种检查方法不受细菌在胃内分布的影响。

【活检标本的生化学检查】

　　快速尿素酶试验（Rapid urease test，RUT）：将胃活检标本放入含尿素和 pH 指示剂（Indicator）的凝胶中，使其发生反应。如果有 *H. pylori* 感染的话，细菌的尿素酶将尿素分解，产生氨离子使其变成碱性。

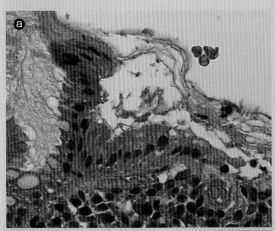

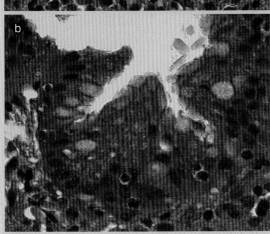

同 CLO test 一样，如果加入酚红（Phenol red）作为 pH 指示剂（pH 变色范围 6.8～8.4），则由黄色变成红色。同后开发的 Pyloritek 试验一样，如果用溴酚蓝（Bromophenol blue）作为 pH 指示剂（pH 变色范围为 3.0～4.7），则由黄色变成蓝色。pH 酸性程度越高，*H. pylori* 就越努力产生尿素酶，所以其敏感度就越高。

【活检标本的病理组织学检索方法】

　　①苏木精伊红（Hematoxylin Eosin）染色：即便是 HE 染色，如果延长苏木精染色时间，则 *H. pylori* 被染成蓝色。

　　②吉姆萨 (Giemsa) 染色：碱性色素包括亚甲蓝、天青蓝，酸性色素包括伊红。*H. pylori* 被染成蓝色。是目前常用的方法。

　　③银（Warthin-Starry）染色：利用 *H. pylori* 的嗜银性，通过硝酸银镀银的方法。

　　照片为同一患者其他部位的活检（HE 染色，倍率 630×）。a、b 当中一个是 "垃圾"，一个是真的 *H. pylori*，能区分开吗？
　　答案见下页。

④**抗 *H. pylori* 免疫染色**：是利用抗 *H. pylori* 抗体进行的一种免疫组织学染色方法，其敏感度和特异性更高。

背景炎症显著，如果细菌为杆状的，利用色素的方法也很容易就可以检测出，但细菌为球状的时候，究竟是 *H. pylori* 的球形体还是"垃圾"呢，或者是未知的细菌呢？

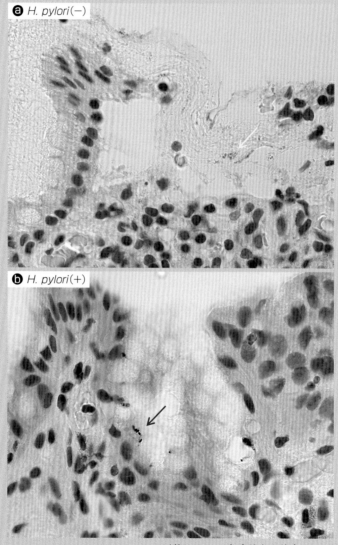

（抗 *H. pylori* 免疫染色，倍率 630×）

参考资料

[1] *H. pylori* 感染の診断と治療のガイドライン 2009 改訂版. 日本ヘリコバクター学会誌 10〔Suppl.〕, 2009.

[2] *H. pylori* の染色について：最新染色法のすべて. 月刊 Medical Technology 別冊. 2011, 医歯薬出版, 東京.

3 胃活检组织学诊断分型（Group 分型）的概述

Classification of gastric biopsy

> **要点**
>
> - 《胃癌处理规范》第 13 版中的 Group 分型的恶性度（异型度）是随着 Group Ⅰ 到 Group Ⅴ 而递增，而第 14 版改成了更加重视病变性质的分型。
> - 第 13 版中的 Group Ⅱ 里包括再生异型，而第 14 版中将正常和非肿瘤性病变都归为 Group1。
> - 第 13 版中的 Group Ⅲ 里包括难以判断是腺瘤还是肿瘤的病变，而第 14 版中将腺瘤归为 Group 3，难以判断是否为肿瘤性病变则归为 Group 2。
> - 新设定了 Group X。

第 1 章是胃黏膜的正常结构；第 2 章是对胃病变发生的原因 *H. pylori* 感染，以及由其而引起的慢性萎缩性胃炎和肠上皮化生的进展进行了概述。从第 3 章开始，参考《胃癌处理规范》第 14 版中大幅度修订的胃活检组织学诊断分型（Group 分型），将对各种胃上皮性病变进行概述。本章首先对 Group 分型的各个项目进行概述。

胃活检组织学诊断分型（Group 分型）
——从第 13 版到第 14 版的修订要点

随着从《胃癌处理规范》第 13 版到第 14 版的修订，胃活检组织学诊断分型（Group 分型）也发生了很大变化。第 13 版中的 Group 分型的恶性度（异型度）是随着 Group Ⅰ 到 Group Ⅴ 而递增，而第 14 版则是基于 Vienna 分型（**参照 p35 专栏**），修改成了按类别的 Group 1～5。另外，消化系统肿瘤的 WHO 分型也加入了 Vienna 分型的概念，在 2010 年进行了修订。

下面，参考《胃癌处理规范》第 14 版，介绍一下 Group 分型（**图 1**）。

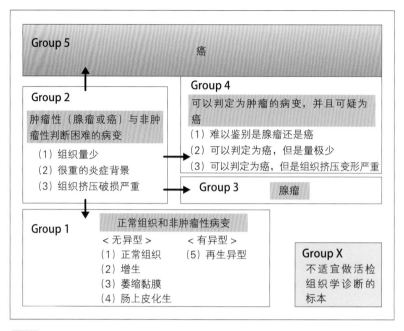

图1 胃活检组织诊断 Group 分型（《胃癌处理规范》第14版，2010年）的模式图

⟶ ：通过进一步的努力检索，理想状态下 Group 2 可以像箭头所示那样向其他 Group 移动

Group X　不适宜做活检组织学诊断的标本

- 未取到上皮成分，或者虽然取到了上皮成分，但挤压变形严重，无法进行诊断。一般需要再次活检。
- 有溃疡的病变，只取到溃疡底部坏死组织时，也归于这一类。

Group 1　正常组织和非肿瘤性病变

- 包括正常组织、肠上皮化生、炎症或溃疡引发的再生上皮、增生性上皮、增生性息肉等。
- 再生异型或者反应性异型病变在第13版中归于 Group Ⅲ，但是在第14版中如果是非肿瘤性，则都归于 Group 1。对于诊断为 Group 1 的病变，原则上后续不需要进一步治疗。

Group 2　肿瘤性（腺瘤或癌）与非肿瘤性难以判断的病变

- 第13版的 Group Ⅲ 的定义是"介于良性（非肿瘤性）和恶性之间的病变"。这其中包括难以判定是否为肿瘤的病变和良性的腺瘤。在第14版中将前者归为

Group 2，将后者归为 Group 3。

• Group 2 包括以下的情况。

①虽然存在异型细胞，但因活检组织量过少，难以判断是否为肿瘤。
②背景黏膜的炎症或糜烂较重，没有能诊断为肿瘤的足够的异型性，与再生异型鉴别困难，相当于原来的 Group Ⅱ 或Ⅳ（第 13 版）的病变。
③能看到异型细胞，但是因为挤压破损严重而难以确定。

• Group 2 相当于 Vienna 分型 2 类：肿瘤的定义，第一次活检诊断为 Group 2 时，需要制作薄切 HE（hematoxylin eosin）切片，再追加 Ki-67 或 p53 免疫染色进一步分析。笔者在遇到内镜表现疑似癌时，即使第一次 HE 切片不是癌，也会再次制作薄切 HE 切片进行进一步的观察。如果这样还不能确定诊断，应该考虑再次活检。
• Group 2 是个最终会转成非肿瘤（Group1）或者肿瘤（Group3 ~ 5）的分型。

Group 3　腺瘤

第 14 版的 Group 3 仅限良性肿瘤，相当于轻度或中度异型管状腺瘤等良性的肿瘤。

Group 4　可以判定为肿瘤的病变，并且可疑为癌

第 14 版的 Group 4，可以判定为肿瘤性，但还不能确定是癌的病变。包括以下几种情况：

①重度异型腺瘤和低异型度的高分化腺癌鉴别困难的病变。
②可以判定为癌，但是量极少，达不到确诊癌的程度。
③组织挤压变形严重，只能见到极少量的癌细胞。

上述②这种情况，有时再制作薄切 HE 切片后可以确诊。

Group 5　癌

可诊断为癌，并且可分为各种组织型，包括高低异型度的分化型腺癌（管状腺癌、乳头状腺癌）、低分化腺癌、印戒细胞癌等。

《胃癌处理规范》修订后至第 14 版已过去了将近 5 年，新的胃活检组织学诊断分型（Group 分类）也在逐渐地深入人心。不过，在实际的诊疗工作中，好像也有将第 13 版的 Group 分型的内容混杂在一起使用的情况，尤其是变化最大

的 Group 2 与第 13 版的 Group Ⅱ 被混淆的情况下，良恶性的判定就有可能不同，希望病理方面和临床方面的医生在这些地方能更充分地交流。

━━ 文　献 ━━━

[1] 日本胃癌学会：胃癌取扱い規約（第 13 版）. 金原出版，東京，1999.

[2] 日本胃癌学会：胃癌取扱い規約（第 14 版）. 金原出版，東京，2010.

[3] Schlemper, R. J., Riddell, R. H., Kato, Y., et al.：The Vienna classification of gastrointestinal epithelial neoplasia. Gut　47；251–255, 2000.

[4] Lauwers, G. Y., Carneiro, F., Graham, D. Y., et al.：Gastric carcinoma. Bosman, F. T., Carneiro, F., Hruban, R. H., et al.（eds.）: WHO Classification of Tumours of the Digestive System. 48–58, IARC, Lyon, 2010.

[5] Schlemper, R. J., Kato, Y. and Stolte, M.: Diagnostic criteria for gastrointestinal carcinomas in Japan and Western countries: proposal for a new classification system of gastrointestinal epithelial neoplasia. J. Gastroenterol. Hepatol. 15（Suppl.）; G49–G57, 2000.

[6] Dixon, M. F.: Gastrointestinal epithelial neoplasia: Vienna revisited. Gut　51；130–131, 2002.

[7] 日本胃癌学会：胃癌治療ガイドライン——付　胃悪性リンパ腫診療の手引き（医師用　2010 年 10 月改訂，第 3 版）. 金原出版，東京，2010.

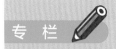

专栏　Vienna 分型

Vienna 分型是因为在消化道活检诊断中，欧美和日本的病理医生存在很大的差异，为了得以形成统一的国际标准而制定的，然而，基于此而修订的《胃癌处理规范》（第 14 版）却让原本常年习惯了使用第 13 版中按恶性度（异型度）的递增分成 Group Ⅰ 到 Group Ⅴ 的病理医生们感到了不适应，甚至出现了第 14 版的分类很别扭的声音。确实在观察胃的活检标本时，应该也存在想要诊断 Group 1.5 和 Group 1~2，或者 Group 3.5 和 Group 3~4 等情况。但是像看到 Group Ⅰ，Ⅱ，Ⅲ，Ⅳ，Ⅴ 就知道是逐渐趋于恶化的这种规律，在第 14 版中却无法实现。习惯了再生异型和肿瘤性的异型的话，鉴别方面应该也能做到，不过，也有介于 Group 2~4 之间判断比较困难的病例。特别是最近除菌后胃癌也在增加，用比较小的局部活检组织来推测整体情况实在是不容易。

反过来再说 Vienna 分型。在第 14 版规范里也引用了 Gut 杂志刊登的 Schlemper 等的论文，而 Schlemper 等还在 J. Gastroenterol. Hepatol. 杂志里提出了基于 Vienna 分型的改良分型（New Vienna 分型或 Revised Vienna 分型），将原来 Vienna 分型中的 Category 5.1 Intramucosal carcinoma 变为了 New 分型中的 Category 4，是一个更重视如何治疗的分型。Dixon 也认为，重要的不是那些细微的诊断名称差异，而是选择正确有效的治疗。

再回到日本的《胃癌处理规范》。将第 14 版的 Group 分型与 Revised Vienna 分型的 Category 分型进行比较，就会发现其中微妙的差别。还有与以前版本规范的整合性，欧美和日本治疗方面的区别等，可能新版本也是克服了这些各种各样差异的结果吧。第 14 版的 Group 分型虽然在异型性这点上没有按顺序排列（特别是 Group 2），但基于此与临床的对应（从诊断到治疗），从这方面上来说应该是按顺序排列的，大家觉得呢？

表　《胃癌处理规范》（第 14 版）的 Group 分型及其治疗：也包括与 Revised Vienna 分型的对比

《胃癌处理规范》（第 14 版）（2010）《胃癌治疗指南》（2010）		《The revised Vienna 分型 of gastrointestinal epithelial neoplasia》（2000）
诊断（Group 分型）	对应临床 *	Category 分型，病理诊断以及对应临床 *
Group 1	不处理或随诊	Category 1 病理诊断：良性 对应临床：一般不需要处理，有时需要随诊
Group 2 Indefinite for neoplasia	再活检或随诊	Category 2 病理诊断：难以判断，需要进一步病理学分析 对应临床：再次活检或随诊后再寻求确诊
Group 3 Adenoma	黏膜切除或随诊	Category 3 病理诊断：低异型度的腺瘤或癌 对应临床：黏膜切除或随诊
Group 4 Suspicious of adenocarcinoma	黏膜切除或外科切除	Category 4 病理诊断：高异型度的腺瘤，黏膜内癌（黏膜内或者未超过黏膜肌层的浸润），包括可疑浸润 对应临床：黏膜切除或外科切除
Group 5 Adenocarcinoma (m**)	黏膜切除或外科切除	
Group 5 Adenocarcinoma (sm1**)	黏膜切除或外科切除	Category 5 病理诊断：黏膜下层的浸润癌 对应临床：外科切除
Group 5 Adenocarcinoma (sm2 或更深 **)	外科切除	

* 实际的临床对策是根据内镜所见、组织分型或各种临床判断进行的
** 浸润深度：黏膜内（m，pT1a），黏膜下层（sm，pT1b）。黏膜下层进一步分为黏膜肌层下 0.5mm 以内的 sm1（pT1b1）和以上的 sm2（pT1b2）。（参考第 4 章）

4 胃癌（肿瘤）的肉眼分型和浸润深度

Macroscopic classification and depth of invasion of gastric cancer

根据进展程度和浸润深度，可以将胃癌分为两大类：肿瘤浸润到黏膜下层以内的为早期癌；达到固有肌层或更深层的为进展期癌。分型不同，病理标本的处理方式也不同。如果是早期癌，需要进行仔细切，病灶需要全部切；如果是进展期癌，重要的是确认病灶的最深部，并不一定需要全部切。本章对早期癌、进展期癌的形态和浸润深度进行概述。

I 胃癌的肉眼分型

根据肿瘤的浸润深度，分为黏膜内至黏膜下层的"表浅型（早期癌）"和浸润至固有肌层或更深层的"进展型（进展期癌）"（**图1**）。

根据黏膜侧的外观，表浅型（**图2**）为0型，根据隆起或凹陷于背景黏膜的程度，分为0-Ⅰ型（隆起型）、0-Ⅱa型（表浅隆起型）、0-Ⅱb型（表浅平坦型）、0-Ⅱc型（表浅凹陷型）、0-Ⅲ型（凹陷型）。混合存在的时候可以

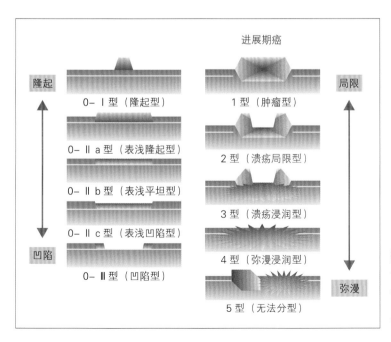

进展期癌

| 隆起 | 0-Ⅰ型（隆起型） | 1型（肿瘤型） | 局限 |

0-Ⅱa型（表浅隆起型）

2型（溃疡局限型）

0-Ⅱb型（表浅平坦型）

3型（溃疡浸润型）

0-Ⅱc型（表浅凹陷型）

凹陷

0-Ⅲ型（凹陷型）

4型（弥漫浸润型）

5型（无法分型）

弥漫

图1 胃癌的肉眼分型
黄线＝黏膜肌层
参考了《胃癌处理规范》（第14版）和《消化系统肿瘤的WHO分型》（第4版）

图2 黏膜切除标本的肉眼图像

ⓐ O-I型

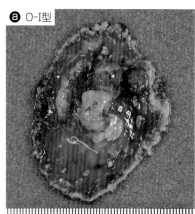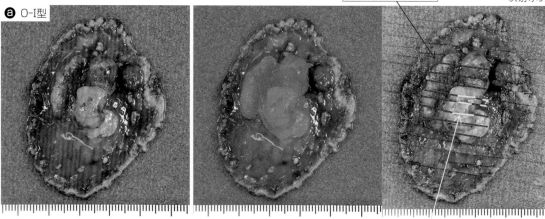

腺癌
（HER2 3+）

映射示例

腺癌
（HER2 0）

- 早期癌 O-I型
- 70多岁，男性，幽门处病变。肿瘤从黏膜表面呈息肉样隆起（■部位）。组织学上有 HER2 阳性（3+）（红线），也有 HER2 阴性（0）的部分（黄线）。为 p53 异常蓄积型的中分化管状腺癌，浸润至黏膜下层（pT1b2/pSM2）
- 第6章（4）图5 的病例

ⓑ O-IIa 型

腺癌
高级别

映射示例

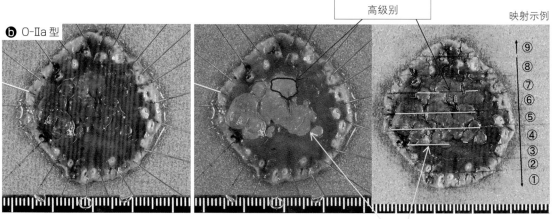

⑨ ⑧ ⑦ ⑥ ⑤ ④ ③ ② ①

腺癌
低级别

- 早期癌 O-IIa 型
- 70多岁，女性，胃体部病变。肿瘤从黏膜表面呈平坦样隆起（■部位）。红框外（黄线）为低度异型的高分化管状腺癌。红框内（红线）肉眼上为低隆起的外观异常，组织学上呈高度异型。未浸润到黏膜下层，深度为 pT1a/pM

ⓒ O-IIb 型

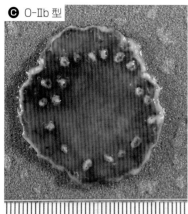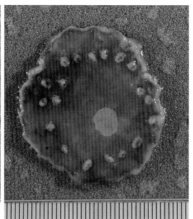

- 早期癌 O– Ⅱ b 型
- 40 多岁，男性，胃窦大弯褪色平坦样病变（■部位）。为黏膜内增生的早期印戒
  细胞癌。深度为 pT1a/pM
- 第 6 章（4）图 3 的病例

ⓓ O-IIc 型

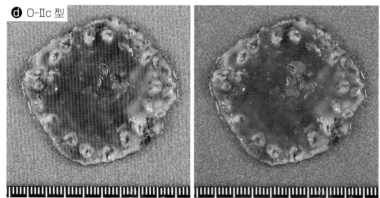

- 早期癌 O– Ⅱ c 型
- 60 多岁，男性，胃体下部大弯表浅凹陷型病变（■部位）。为浸润至黏膜下层的
  高分化管状腺癌，深度为 pT1b2/pSM2

▶ 如果是早期癌（表浅癌），行黏膜切除（ESD 或 EMR）治疗。在此展示的是代表性病例。除此之外，也
  有 O– Ⅱ a+ Ⅱ c，O– Ⅱ c+ Ⅱ a 等凹陷和隆起混合存在的病例。胃癌，无论从肉眼上还是从组织学上
  都呈现很大的肿瘤内多样性，部位不同，其形态或基因异常，基因表达也常不同

图3 手术标本的肉眼图像

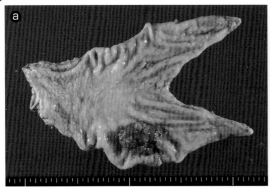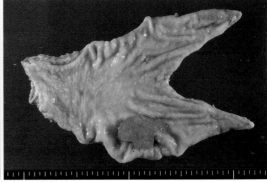

- 进展期癌 Borr 1 型
- 70 多岁，男性，胃体下部大弯 1 型肿瘤，腹腔镜下幽门侧切除。中分化管状腺癌，浸润至黏膜下层（pT1b/pSM）

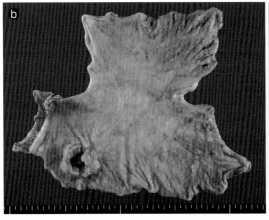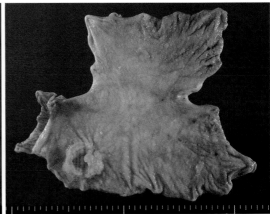

- 进展期癌 Borr 2 型
- 70 多岁，男性，胃窦 2 型肿瘤，腹腔镜下幽门侧胃切除。低分化腺癌，浸润至浆膜外（pT4a/pSE）

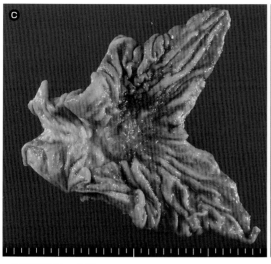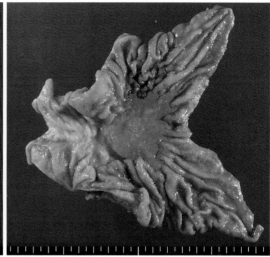

- 进展期癌 Borr 3 型
- 60 多岁，女性，胃窦部 3 型肿瘤，低分化腺癌，腹腔镜下幽门侧
  胃切除。浸润至浆膜外（pT4a/pSE）

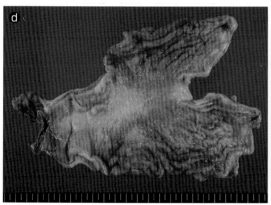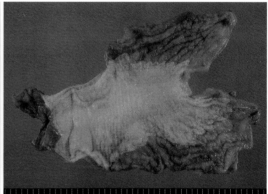

- 进展期癌 Borr 4 型
- 50 多岁，男性，几乎波及全胃的肿瘤，硬癌，腹腔镜下胃全切

▶ 根据从黏膜面隆起的程度、病变波及范围、肿瘤内溃疡形成的凹陷进行分型

联合使用。

进展型（**图3**）根据肿瘤的范围（局限性~弥漫性）分为1~4型：1型（肿瘤型）、2型（溃疡局限型）、3型（溃疡浸润型）和4型（弥漫浸润型）。此外，还有分型困难或者混合存在的5型（无法分型）。

Ⅱ 胃癌的浸润深度

胃癌的浸润深度决定了病变的深度（**图4**）。局限于黏膜内的为 pT1a，浸润至黏膜下层中距离黏膜肌层不足 0.5mm 的为 pT1b1，超过的为 pT1b2。浸润至固有肌层的为 pT2，波及浆膜下层的为 pT3，达到浆膜表面或浆膜外的为 pT4a，癌浸润至其他脏器的为 pT4b。

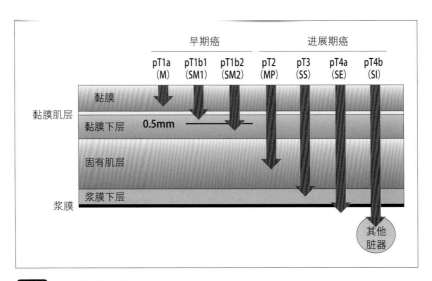

图4 胃癌的浸润深度
【依据《胃癌处理规范》（第14版）制作】

— 文 献 —

[1] 日本胃癌学会：胃癌取扱い規約（第14版）. 金原出版，東京，2010.

[2] Lauwers, G. Y., Carneiro, F., Graham, D. Y., et al. : Gastric carcinoma. Bosman, F. T., Carneiro, F., Hruban, R. H., et al.（eds.）: WHO Classification of Tumors of the Digestive System. 48–58, IARC, Lyon, 2010.

对于腺管的异型性，要仔细检查有没有区域性的异型细胞增生（有没有肿瘤的前缘形成），是否存在结构异型，或者是否有细胞异型。

图3为ESD手术标本，因此能够明确从腺底部至开口部的细胞分化。图3a、b是肠上皮化生腺管，增殖带存在小的幼稚细胞，但在开口部可观察到良好的分化细胞。Ki-67仅在增殖带处呈阳性，此处几乎无阴性细胞混合存在。另外，图3c、d的高分化腺癌中，可见到达表面的幼稚异型细胞增生，Ki-67增殖细胞开口侧较腺底部多。向深部看的话，可见Ki-67阳性细胞和阴性细胞随机分布。伴再生异型的肠上皮化生腺管的腺底部横向薄切的话，很难与低度异型的肿瘤相鉴别。此时制作再薄切HE标本则有助于诊断。

5 胃活检诊断流程

小贴士

Ki-67

● 增殖细胞的细胞周期分为G1、S、G2和M期，存在于哪个时期呢？只要是增殖细胞，就一定存在于其中的某个时期，像神经细胞这种，不增殖的细胞不进入细胞周期而处于G0期。Ki-67在G1、S、G2和M期的增殖细胞的细胞核中呈阳性，作为增殖标志物而被广泛应用。在消化道中，也用于神经内分泌肿瘤（Neuroendocrine tumor，NET）的等级分型或胃肠道间质瘤（GIST）的危险度分级。

p53

● p53是同RB（Retinoblastoma）一起最早被克隆的抑癌基因，位于染色体17p13.1，也被称为染色体的守护神（Guardian of the genome）。它可以应答DNA损伤使细胞周期（Cell cycle）停滞于G1期（G1 arrest），诱导基因修复，如果修复失败则引发该细胞的凋亡（Apoptosis）。有报道称在胃癌中有17%~90%的p53会发生变异。该基因，尤其是在增殖细胞中定期产生的野生型（Wild-type）p53还可以活化MDM2，诱导p53自身的分解。因此，如果p53的突变使其未被分解而蓄积，就会导致免疫组织学上出现"高表达"（正常蓄积不会出现高表达）。但另一方面需要注意的是，如果2根染色体上的两侧p53等位基因（allele）缺失（Homozygous deletion），增殖细胞也会完全不表达。所以单纯地只是免疫染色结果记录为"p53（+）"或"p53（-）"，也有可能使医生产生错误的判断。

图 2 再薄切标本制作的重要性

食管侧的活检

首次薄切

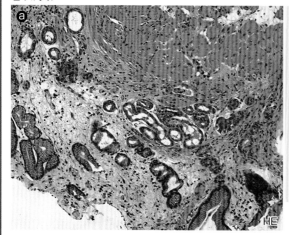

可见小异型细胞巢

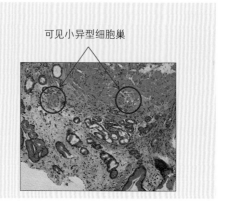

再薄切

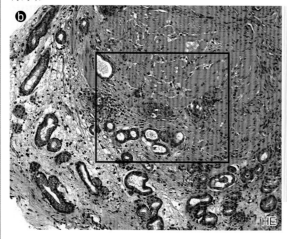

〈左图□部位〉

再薄切后，出现更多的异型细胞。

同时 p53 免疫染色也为阳性

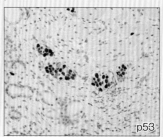

胃侧的活检

首次薄切

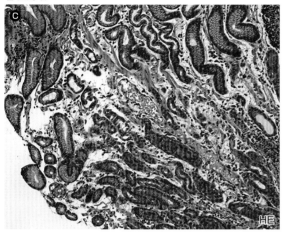

完全见不到异型细胞

再薄切

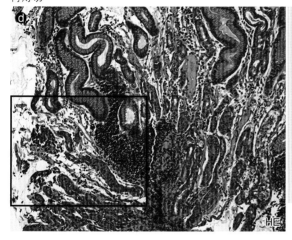

〈左图□部位〉
再薄切后，出现异型细胞。同时 p53 免疫染色阳性

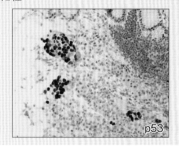

▶ **临床诊疗过程**：80 多岁，女性，既往有胃癌病史，胃部分切除术后。因为食管和胃接合部狭窄而进行活检，胃呈残胃炎表现。

▶ **病理诊断**：腺癌，NOS，Group 5。

▶ a、b：从食管侧取的活检。首次薄切标本（a）中可见水肿的间质和肌层内异型细胞聚集，但是细胞小，且量也较少，低倍镜下几乎看不到，增加放大倍率后才能识别异型细胞，但是确诊困难。再次薄切 HE 标本（b）中，肿瘤细胞的量增加，p53 免疫染色也呈阳性。
　　c、d：同一病变的胃侧取活检。首次薄切标本（c）中几乎见不到异型细胞。再次薄切标本（d）中出现了左侧的小异型细胞巢。免疫染色 p53 阳性，由此诊断为腺癌。

a ~ d：HE 染色（倍率 100×）。b、d 附图：p53 免疫染色（倍率 200×）

图3 异型性的判定：由腺底部向开口部的极性紊乱（腺管水平的极性）

肠上皮化生腺管

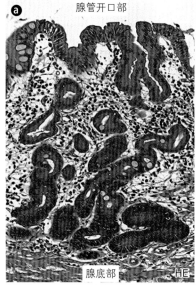

腺管开口部

腺底部　HE

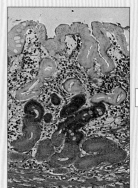

分化良好的表面上皮细胞（□部位）

有极性

幼稚的增殖带细胞（■部位）

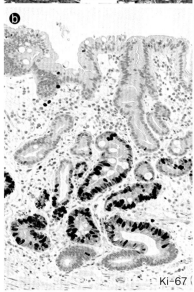

Ki-67

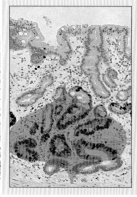

增殖细胞靠近腺底部。此处 Ki-67 阳性细胞密集存在（■部位）。向开口侧移行的趋势逐渐消失

高分化管状腺癌（低度异型）

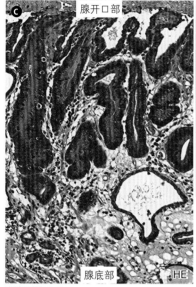

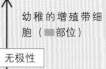

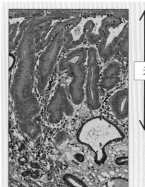

幼稚的增殖带细
胞（■部位）

无极性

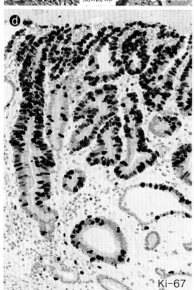

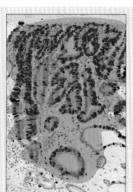

Ki-67 阳性的增殖细胞多位
于开口侧，在下方，Ki-67
阳性细胞和阴性细胞呈不
规则分布（■部位）

▶ **临床诊疗过程：**80 多岁，男性，幽门胃窦部的 o- Ⅱ a+ Ⅱ c 病变，行 ESD 手术。

▶ **病理诊断：**Well differentiated tubular adenocarcinoma（tub1）.

▶ a、b：肿瘤周围的肠上皮化生腺管。

a：腺底部可见核肿大的幼稚细胞，随着向开口侧移行，核逐渐变小，胞浆丰富。b：腺底部也有
Ki-67 阳性的增殖带，属于正常型。

c、d：高分化管状腺癌部分。

c：核肿大的异型细胞由开口部增生至腺底部附近。d：Ki-67 阳性的增殖细胞也在腺管开口部呈优势
分布，属于肿瘤型。

a，c：HE 染色。b、d：Ki-67 免疫染色（倍率 100 ×）

图4 从基底膜向管腔侧的极性紊乱（细胞水平的极性）

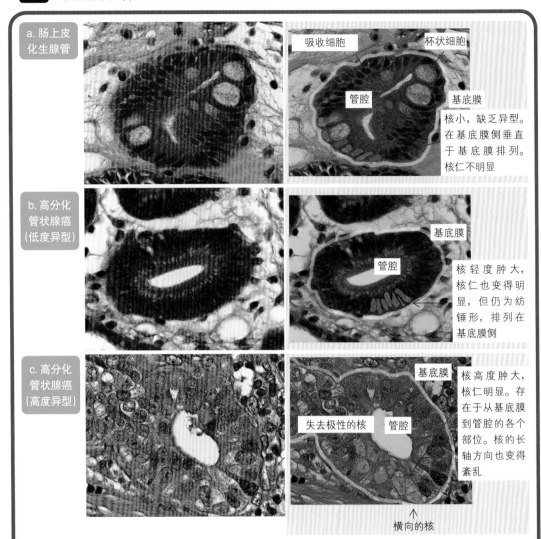

<table>
<tr><td>a. 肠上皮
化生腺管</td><td></td></tr>
</table>

吸收细胞　　　杯状细胞

管腔

基底膜

核小，缺乏异型。在基底膜侧垂直于基底膜排列。核仁不明显

b. 高分化
管状腺癌
（低度异型）

基底膜

管腔

核轻度肿大，核仁也变得明显，但仍为纺锤形，排列在基底膜侧

c. 高分化
管状腺癌
（高度异型）

基底膜

失去极性的核　　管腔

核高度肿大，核仁明显。存在于从基底膜到管腔的各个部位。核的长轴方向也变得紊乱

↑
横向的核

▶ **临床诊疗过程**（a，c）：60多岁，男性，胃体下部至中部大弯的o-Ⅱc病变，行ESD手术。

▶ **病理诊断**：Well differentiated tubular adenocarcinoma（tub1）.

▶ **临床经过**（b）：80多岁，男性，幽门胃窦部o-Ⅱa+Ⅱc病变，行ESD手术。（与图3是同一病例）

▶ **病理诊断**：Well differentiated tubular adenocarcinoma（tub1）.

▶ **a**：肠上皮化生腺管：由含嗜酸性胞浆的吸收上皮和含泡沫样胞浆的杯状细胞组成的腺腔。高圆柱状上皮细胞垂直排列在基底膜（黄色），核（注意涂成粉色的核）小且排列在靠近基底膜侧。保持从基底膜向管腔（蓝色）的极性。核仁不明显。

　b：高分化管状腺癌（低度异型）：由含嗜酸性胞浆的吸收上皮样异型细胞组成的腺腔。高圆柱状上皮细胞垂直排列在基底膜（黄色）。核（注意涂成粉色的核）排列在靠近基底膜侧，但核仁变得明显，呈纺锤形肿大。核/质（N/C比）增高，但仍保持从基底膜向管腔（蓝色）的极性。

　c：高分化管状腺癌（高度异型）：由含淡嗜酸性胞浆的高度异型上皮细胞组成的腺腔。失去由基底膜（黄色）向管腔侧（蓝色）的极性。核（注意涂成粉色的核）高度肿大、排列紊乱，本应存在于基底膜侧的核出现在管腔侧。核的长轴方向也跟基底膜平行。

a~c：HE染色（倍率630×）

图 5　寻找间质内的异型细胞

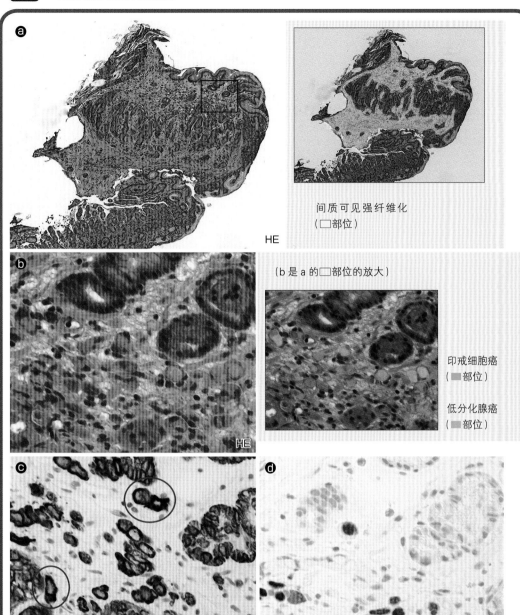

ⓐ

间质可见强纤维化
（□部位）

HE

（b 是 a 的□部位的放大）

ⓑ

HE

印戒细胞癌
（■部位）

低分化腺癌
（■部位）

ⓒ

cytokeratin（CAM5.2）

ⓓ

p53

▶ **临床诊疗过程：** 30 多岁，女性，胃体上部全周性狭窄。可疑 4 型进展期癌，紧邻贲门下方取活检。

▶ **病理诊断：** Poorly differentiated adenocarcinoma（por2+sig），Group 5.

▶ a：低倍镜下可见间质扩张，纤维化明显（纤维化部分 = □部位）。b：增加放大倍率，间质内可见核大的异型细胞（低分化腺癌 = ■部位）或含泡沫样胞浆的异型细胞（印戒细胞癌 = ■部位）散在增生。

　　c：Cytokeratin 免疫染色显示肿瘤细胞与周围正常上皮细胞一样呈阳性（注意〇内）。

　　d：p53 免疫染色，肿瘤细胞的核呈阳性。

a、b：HE 染色。c：Cytokeratin（CAM5.2）免疫染色。d：p53 免疫染色（倍率 a：50×；b~d：400×）

Ⅲ 细胞异型性的判定

　　在识别肿瘤的时候，有必要对腺瘤、低度异型的腺癌或者高度异型的腺癌进行鉴别。关注像**图4**那样的核异型，通过腺管内肿瘤细胞的核所在位置或者方向进行判定。

Ⅳ 观察间质

　　低分化腺癌或者印戒细胞癌是穿过正常腺管间隙在间质中随纤维增生而增生的。要注意像**图5**那样扩张的间质，尤其要注意，与腺管异型相比，间质内的异型细胞多不明显。Cytokeratin 免疫染色或 PAS 染色有意义。此外，CD68 免疫染色对印戒细胞癌和泡沫细胞的鉴别有意义（泡沫细胞 CD68 阳性）。

　　如果按照这个流程逐步进行诊断的话，大致可以做出诊断。但得出的结论与内镜所见不同的时候，就很有可能哪里出错了，此时应当与临床医生进行充分沟通。

6 按 Group 分型进行病理学鉴别的实际应用 (1) 增生性和再生性病变（Group 1）

Hyperplastic and regenerative lesions

要点

- 息肉是指肉眼观察的形态，与上皮性或非上皮性、良性或恶性无关。
- 再生上皮在正常的分化、增殖秩序的范围内增生，要注意与过度诊断、分化型腺癌鉴别。
- 黄色瘤是经常会遇到的病变，临床观察的时候无可非议，但要注意与印戒细胞癌鉴别。

第 3 章对《胃癌处理规范》第 14 版的胃活检组织学诊断分型（Group 分型）进行了概述。Group 1 包括正常组织、炎症或溃疡导致的再生上皮、肠上皮化生、增生上皮、增生性息肉等。此外，《胃癌处理规范》第 13 版 Group Ⅱ 中的再生异型也被归为此型。

本章将对分类在 Group 1 的胃息肉、再生异型等与癌需要鉴别的良性病变进行解说。

I 息肉的肉眼分型

息肉的定义是肉眼观察下背景黏膜的局限性隆起。没有良性或恶性、上皮性或非上皮性的严格区别。从肉眼的形态来看，被分为山田 Ⅰ 型 ~ Ⅳ 型（山田分型）（图 1）。

II 息肉的组织学分型

1 胃底腺息肉（Fundic gland polyp）（图 2）

胃底腺息肉是最常见的胃息肉，一般从数毫米到 1cm 以上。从组织学上来看，表层被小凹上皮覆盖，内部可见正常的胃底腺组织密集增生。另外，还可以看到囊泡状的扩张，构成囊泡壁的细胞是 MUC5AC 阳性的表面小凹上皮（图 2c），MUC6 阳性增生的胃底腺黏液颈细胞（图 2d），Pepsinogen Ⅰ 阳性的主细

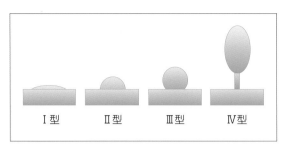

图1 胃隆起型病变的肉眼分型
（山田分型）

山田Ⅰ型（扁平隆起型病变）
山田Ⅱ型（无蒂半球状隆起型病变）
山田Ⅲ型（有末端的亚蒂型病变）
山田Ⅳ型（有蒂型病变）

胞和 Proton pump α subunit 阳性的壁细胞等多种细胞的图像（**图2e、f**）。有报道
称在家族性结肠腺瘤病（Familial adenomatous polyposis）的病例中，从儿童期
就开始多发胃底腺息肉病。另外，在其他病例中也有提示 β-catenin 突变的报
道。

2 　小凹上皮型增生性息肉（Hyperplastic polyp, Foveolar type）（图3）

小凹上皮细胞增生引起腺管伸长扩张，大量的小凹上皮增生后就形成了息
肉。上皮一般由 MUC5AC 阳性的小凹上皮细胞组成（**图3d**），不过，也存在
MUC6 阳性的幽门腺细胞（**图3e**）。两者 PAS 染色均呈阳性（**图3c**）。这个切片
Ki-67 阳性的增殖细胞较少（**图3f**）。间质内伴有大量的中性粒细胞、淋巴细胞
等炎症细胞的浸润，还可见伴有小血管增生的炎症性肉芽组织。

H. pylori（幽门螺旋杆菌）感染对急性或慢性胃炎的发病起着重要作用。一
部分确诊为肠上皮化生的病例中，部分息肉也可能癌变。

3 　消化道息肉病（图4）

1）Peutz–Jeghers 综合征（Peutz–Jeghers syndrome）

是以消化道多发错构瘤性息肉和皮肤黏膜色素沉着为主要表现的遗传性疾
病，由染色体 19p13.3 上 *skt11/lkb1* 基因的异常导致。在胃中表现为广泛分布在
树枝状的黏膜肌层上的小凹上皮不规则增生。

2）Cronkhite–Canada 综合征（Cronkhite–Canada syndrome）

以多发的非肿瘤性消化道息肉、皮肤色素沉着、脱发、指甲萎缩为主要表
现的综合征。无遗传倾向，在胃中可形成多发的息肉。组织学上表现为以伴有
炎症细胞浸润的间质水肿作为背景的小凹上皮增生，可见在扩张的腺腔中有黏
液潴留。

1 溃疡修复过程中的再生上皮（图5）

在溃疡修复过程中，首先由幼稚的上皮覆盖溃疡底，开始修复。此时增殖能力强，可见腺管的大部分 Ki-67 阳性（**图 5d**）。但是，Ki-67 阳性细胞从增殖带连续地向表面分布，最表面有 Ki-67 阴性的细胞集团。而肿瘤时与之相比，其分布感觉不到这种不规则性。在 HE 标本（**图 5a**）中，虽然从腺底部到开口部的分化倾向不明确，但进行免疫染色后，表层为 MUC5AC 优势，腺底部为 MUC6 优势，就可以认定有分化倾向了（**图 5b、c**）。

虽然细胞质是嗜酸性的，类似于肠型吸收上皮，但在本例中 CDX2 是阴性的，不是肠型表型，只能说是幼稚细胞的形态（**图 5f**）。只有增殖较强的一部分细胞 p53 呈弱阳性（**图 5e**）。另外，病灶自然地过渡到周围的组织，不符合所谓的癌的前缘形成。

在《胃癌处理规范》第 13 版中，再生异型的病变诊断为 Group Ⅱ，而在《胃癌处理规范》第 14 版中则被归为 Group 1。在炎症背景明显时，特别需要注意不要过度诊断。

2 残胃增生性上皮（图6）

胃部分切除后的残胃上，经常可以看到增生性的上皮。在图 6 中，表面上皮和内部扩张的腺管，以及在它们之间的中型腺管，都具有 MUC5AC 阳性的小凹上皮的表型（**图 6c**）。中间的中型腺管还具有 MUC6 阳性的幽门腺表型（**图 6d**）。这样的腺管提示 Ki-67 阳性增殖带的细胞显著增生（**图 6e**）。但是，增殖带细胞没有紊乱，还保持着分化的方向性，所以考虑为良性病变。

小贴士

胃隆起型病变的肉眼分型

● 山田分型出现在各种书籍中，原著是 1966 年《胃与肠》第 1 卷第 2 号所刊登的论文。山田分型是极少见的悠久的分型。隆起的形态与大小的组合对于良恶性的鉴别也非常有帮助。

图2 胃底腺息肉（Fundic gland polyp）

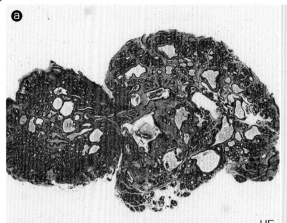

可见胃底腺腺管的增生和囊泡状
的扩张

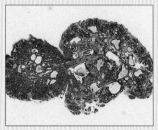

HE

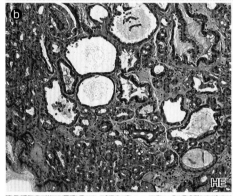

囊泡（□部位）内部的细胞多种多样，有清亮的黏液
上皮细胞，也有嗜酸细胞或嗜碱细胞。这些细胞是构
成胃底腺的黏液颈细胞、壁细胞和主细胞

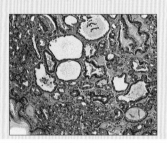

HE

还有少数 MUC5AC 阳性的小凹上皮细
胞（■部位），也是囊泡的组成部分

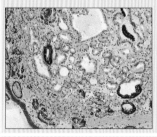

MUC5AC

部分囊泡壁由 MUC6 阳性的黏液颈细胞构成
（■部位），周围可见胃底腺组织内的黏液颈
细胞呈阳性

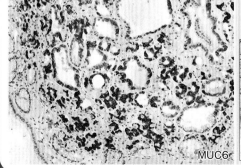

MUC6

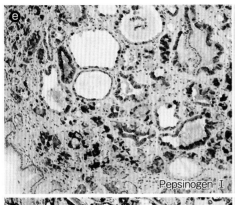

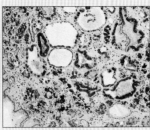
Pepsinogen Ⅰ 阳性的主细胞（■部位）也构成囊泡壁的一部分

Pepsinogen Ⅰ

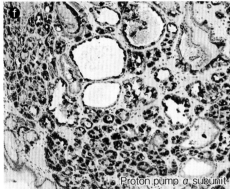

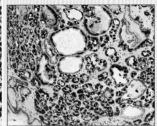
Proton pump α subunit 阳性的壁细胞（■部位）也构成囊泡壁的一部分

Proton pump α subunit

► **临床诊疗过程**：40 多岁，男性，胃体部散在山田Ⅱ型~Ⅲ型的正常颜色小息肉，符合内镜观察下胃底腺息肉的表现，取活检。

► **病理诊断**：Fundic gland polyp (Group 1).

► 胃底腺息肉是在胃体部最常见的胃息肉。大小多在数毫米到 1cm 以上。组织学上可见表面覆盖小凹上皮，内部囊泡样扩张。构成囊泡壁的细胞有内陷的表面小凹上皮细胞（MUC5AC 阳性）、增生的胃底腺黏液颈细胞（MUC6 阳性）、主细胞（Pepsinogen Ⅰ 阳性）、壁细胞（Proton pump α subunit 阳性）等，种类多样，无明显的规律可循。周围可见正常的胃底腺组织增生。如果活检组织中没有囊泡状的病变，那是否为胃底腺息肉就很难判断。如果观察到明显的向内腔突出的嗜酸性细胞，则可能是受到了应用 PPI（Proton pump inhibitor）治疗的影响（图 8）。

---

a、b：HE 染色。c：MUC5AC 免疫染色。d：MUC6 免疫染色。e：Pepsinogen Ⅰ 免疫染色。
f：Proton pump α subunit 免疫染色（倍率 a：25×；b~f：100×）

图3 小凹上皮增生性息肉（Hyperplastic polyp, foveolar type）

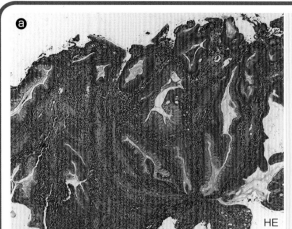

胃小凹上皮细胞的高度增加，腺腔自身和腺腔内的细胞密集增生，腺腔扩张，内部有黏液。间质（□部位）炎症细胞浸润明显，伴有肉芽组织增生

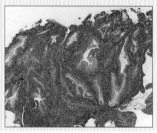

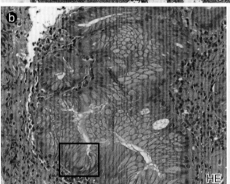

（左图□部位的放大）由一层异型不明显的小凹上皮细胞构成。一眼看上去增生明显，但胞体内黏液丰富，核在基底膜侧排列

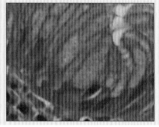

（左图□部位的放大）
细胞质的黏液 PAS 染色阳性

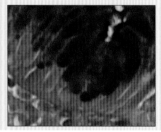

（左图□部位的放大）
增生上皮主要是 MUC5AC 阳性的小凹上皮

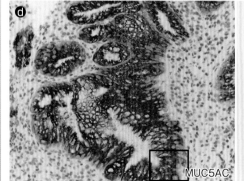

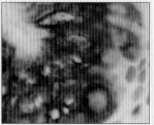

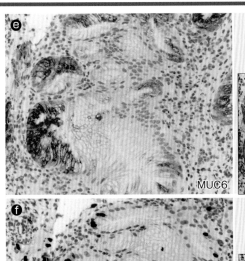

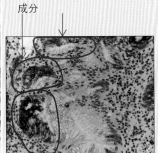

包含 MUC6 阳性的幽门腺
成分

MUC6

MUC5AC 和 MUC6 的边界可见 Ki‑67
阳性的增殖带

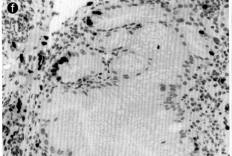

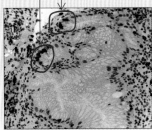

Ki‑67

▶ **临床诊疗过程**：80 多岁，男性，体检时发现息肉，内镜见胃体下部大弯山田Ⅲ型的发红息肉，取活检。

▶ **病理诊断**：Hyperplastic polyp, foveolar type（Group 1）.

▶ 小凹上皮细胞的增生及其增生引起的腺管伸长扩张所形成的息肉。组成细胞的大多数是富含黏液的肥大小凹上皮细胞（MUC5AC 阳性），也有一部分幽门腺细胞（MUC6 阳性）。两者 PAS 染色均为阳性。此处 Ki‑67 阳性的增殖细胞很少，一般来说，应该是有增加的倾向。间质中有大量的中性粒细胞、淋巴细胞等炎症细胞浸润。多数还可见伴有小血管增生的炎性肉芽组织，提示有 Cyclo‑oxygenase‑2（COX‑2）的干预。*H. pylori* 感染引发的急性或慢性胃炎是该病发病的重要影响因素，除菌治疗后息肉有消退趋势。一部分病例中可见肠上皮化生，有些病例中的部分息肉也有癌变。

a、b：HE 染色。c：PAS 染色。d：MUC5AC 免疫染色。e：MUC6 免疫染色。
f：Ki‑67 免疫染色（倍率 a：50×；b～f：200×）

图4 消化道息肉综合征（Polyposis syndrome）：Cronkhite–Canada 综合征

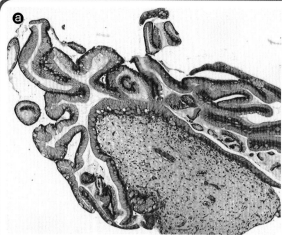

胃小凹上皮的增生（■部位）

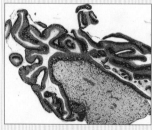

呈水肿状态的间质增生（□部位）

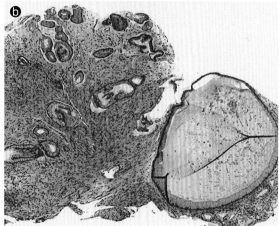

胃小凹上皮包裹的扩张的腺腔中有黏液潴留（■部位）

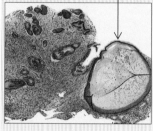

混有炎症细胞的呈水肿状态的间质增生（□部位）

> ► **临床诊疗过程：**60 多岁，女性，内镜见胃内伴有水肿样黏膜的多发增生性息肉，取活检。
> ► **病理诊断：**Cystic dilated glands with edematous stroma（Group 1）Compatible with Cronkhite–Canada syndrome.
> ► 是一种以多发消化道非肿瘤性息肉、皮肤色素沉着、脱发、指甲萎缩等表现为主的综合征，无遗传性。文献多来自日本，胃内也形成多发的息肉。组织学上表现为伴有炎症细胞浸润的浮肿状间质背景下小凹上皮的增生，以及伴有黏液潴留的扩张腺腔形成。

a、b：HE 染色（倍率 50 ×）

1 黄色瘤 （Xanthoma）（图 7）

黄色瘤，伴慢性胃炎，间质中可见含泡沫样细胞质的细胞增生，有时候需要与印戒细胞癌相鉴别。缺乏异型性，核居中。PAS 染色，Cytokeratin 免疫染色阴性（**图 7b、c**），从 CD68 阳性（**图 7d**）可确定巨噬细胞（Macrophage）增生。Ki–67 免疫染色几乎无阳性细胞（**图 7e**）。

2 壁细胞增生 （Parietal cell protrusion/oxyntic cell hyperplasia）（图 8）

H. pylori 阳性的病例。在胃底腺区域有凌乱的感觉。胃底腺腺管通常是非常致密的，但是本病例中，胞体肿大或呈空泡化，可见向嗜酸性细胞的内腔呈山形突出。是因 Proton pump inhibitor（PPI）引起的壁细胞改变的病变，称为 Parietal cell protrusion、Oxyntic cell hyperplasia 等。日语也称之为壁细胞突出 / 嗜酸性细胞增生。进行免疫染色，Proton pump α subunit 阳性，证实为壁细胞（**图 8c**）。此外，也有胃底腺其他组成成分如 Pepsinogen Ⅰ 阳性的主细胞、MUC6 阳性的黏液颈细胞（**图 8d、e**）。

6

按 Group 分型进行病理学鉴别的实际应用

（1）增生及再生性病变（Group 1）

图 5　溃疡再生上皮

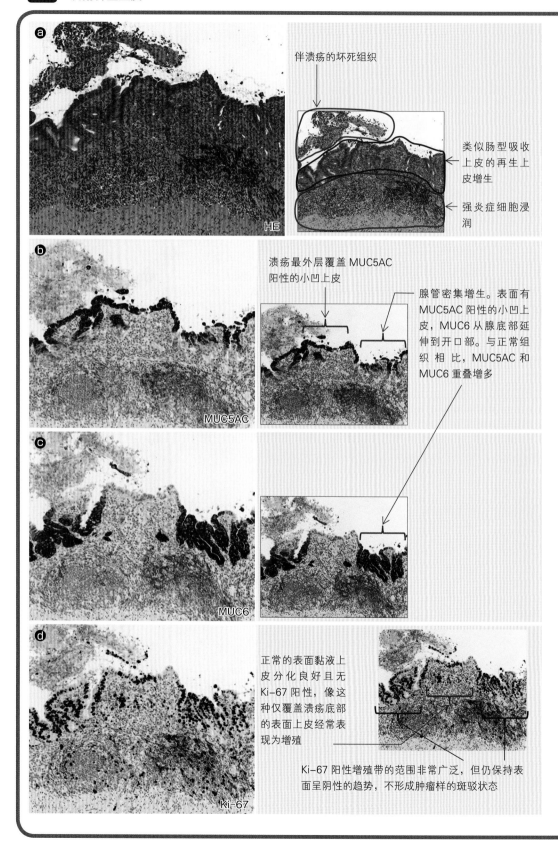

a　伴溃疡的坏死组织

类似肠型吸收上皮的再生上皮增生

强炎症细胞浸润

HE

b　溃疡最外层覆盖 MUC5AC 阳性的小凹上皮

腺管密集增生。表面有 MUC5AC 阳性的小凹上皮，MUC6 从腺底部延伸到开口部。与正常组织相比，MUC5AC 和 MUC6 重叠增多

MUC5AC

c

MUC6

d　正常的表面黏液上皮分化良好且无 Ki-67 阳性，像这种仅覆盖溃疡底部的表面上皮经常表现为增殖

Ki-67 阳性增殖带的范围非常广泛，但仍保持表面呈阴性的趋势，不形成肿瘤样的斑驳状态

Ki-67

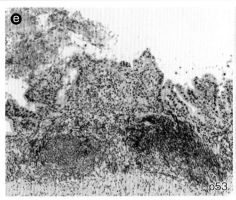

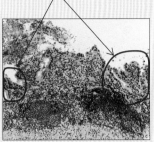

Ki-67 阳性细胞部分呈现为 p53 弱阳性的正常形态，未见变异

p53

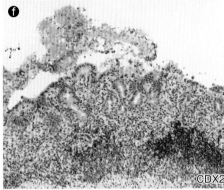

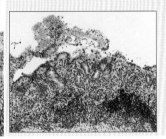

CDX2 阴性。为类似肠型腺管的幼稚上皮

CDX2

► **临床诊疗过程：** 40 多岁，男性。检查发现胃角壁不规整。内镜下认定为胃角部前壁 stage A2 溃疡。边缘规整，NBI 下异常血管不明显，取活检。

► **病理诊断：** Gastic ulcer（Group 1）.

► 溃疡修复的过程是在溃疡底周围的腺管产生细胞，形成的幼稚上皮细胞向溃疡底表面移行覆盖溃疡底部，开始修复。可见到增殖能力强，大部分为 Ki-67 阳性的腺管。但是，Ki-67 阳性细胞呈现从增殖带向表面的连续分布，最表面为 Ki-67 阴性的细胞团。在肿瘤中多表现为 Ki-67 阳性细胞呈斑驳样分布，而再生上皮没有分布不规整的感觉。虽然最外层通常为 Ki-67 阴性，但随着溃疡的修复，也有阳性细胞的例外出现。

在 HE 标本中，从腺底部向开口部的分化趋势不明显，但进行免疫染色后，可见表层为 MUC5AC、腺底部为 MUC6 优势，可见分化趋势。细胞质为嗜酸性，类似肠型吸收上皮，但本例 CDX2 呈阴性，不具有肠型表型，为幼稚细胞的形态。只有在强增殖的部分呈现 p53 弱阳性。此外，向周围组织平缓移行，未见所谓的癌的前缘形成。

在《胃癌处理规范》第 13 版中，诊断为再生异型 Group Ⅱ 的病变，但在《胃癌处理规范》第 14 版中，归为 Group 1。要结合内镜所见，需要注意不要过度诊断（Overdiagnosis）。

a：HE 染色。b：MUC5AC 免疫染色。c：MUC6 免疫染色。d：Ki-67 免疫染色。e：p53 免疫染色。
f：CDX2 免疫染色（倍率 100×）

6

按 Group 分型进行病理学鉴别的实际应用

（1）增生及再生性病变（Group 1）

63

图6 残胃炎〔Stomal gastritis〕

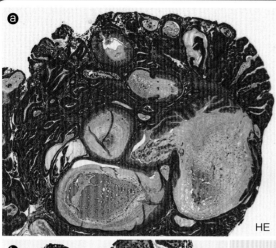
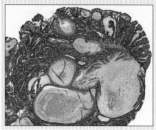

沿黏膜水平方向薄切，腺腔呈圆形。上皮的增生和腺腔的扩张（□部位）明显

HE

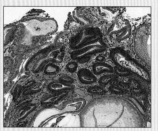

可见缺乏异型的略幼稚上皮的强增生（■部位）

HE

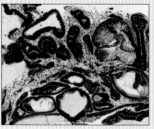

扩张的腺腔，小腺腔均呈MUC5AC阳性

MUC5AC

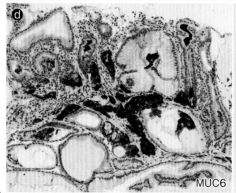
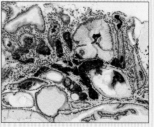

组成诱导细胞或小腺腔的细胞呈MUC6阳性

MUC6

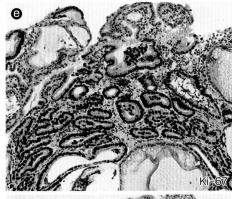

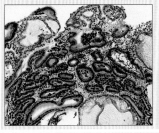

多数腺管为Ki-67阳性。有强增生改变

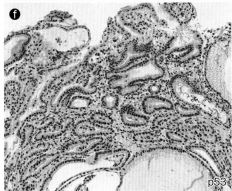

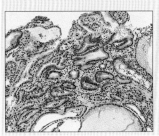

p53在部分增殖细胞中呈弱阳性表达，属于正常类型

▶ **临床诊疗过程：** 70多岁，男性，胃部分切除术后。内镜检查见胃体大弯侧吻合口溃疡，在吻合口侧粗大大弯皱襞处取活检。

▶ **病理诊断：** Stomal gastritis（Group 1）.

▶ 本标本是略水平方向进行薄切的标本，从观察腺底部向表面方向的分化趋势角度来说，肯定不是好的标本。但因为无法决定活检标本的大小和包埋方向，有时候反而可以碰到像这样的幼稚细胞强增生。

在胃部分切除术后的残胃中，经常可见到增生上皮。其表面上皮和内部扩张的腺管具有 MUC5AC 阳性的小凹上皮的表型。在其深部（推测）能见到 MUC6 阳性的幽门腺细胞。在 MUC5AC 阳性细胞的深部可见 Ki-67 阳性的增殖带细胞显著增生。增殖带细胞不紊乱，且保持分化的方向性，考虑为良性病变。

a、b：HE 染色。c：MUC5AC 免疫染色。d：MUC6 免疫染色。e：Ki-67 免疫染色。
f：p53 免疫染色（倍率 a：50×；b ~ f：100×）

图7 黄色瘤（Xanthoma）

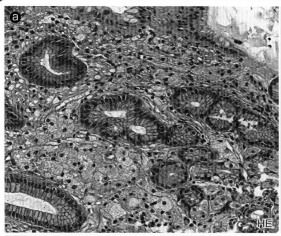

缺乏异型的腺管周围，整体上可见含泡沫样胞体的细胞的集落增生。其中涂成■的部位为泡沫细胞，容易被识别

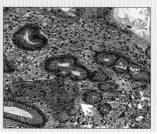

HE

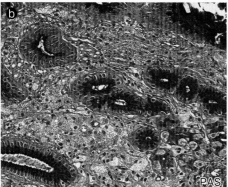

PAS 染色对印戒细胞癌的鉴别有意义。周围的腺管上皮细胞呈 PAS 阳性。印戒细胞癌也多呈 PAS 阳性，但泡沫细胞为 PAS 染色阴性

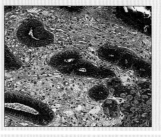

PAS

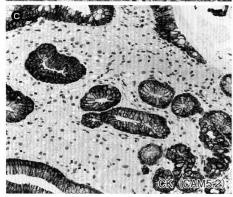

正常腺管（■部位）或印戒细胞癌呈细胞角蛋白阳性，但泡沫细胞为细胞角蛋白阴性，对鉴别有意义

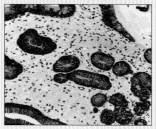

CK（CAM5-2）

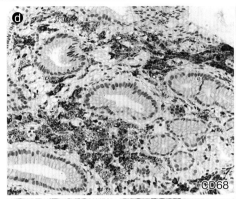

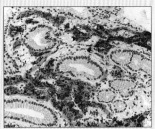

泡沫细胞为巨噬细胞标志物
CD68 阳性

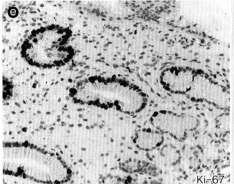

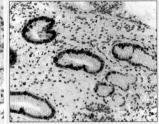

Ki-67 免疫染色，在正常腺管或
印戒细胞癌中存在 Ki-67 阳性的
部分，但在巨噬细胞呈阴性

► **临床诊疗过程：** 50 多岁，女性，ESD 术后随访。内镜下，在胃角对侧大弯的黄色黏膜处取活检。可疑为黄色瘤而取活检。

► **病理诊断：** 黄色瘤（Group 1）.

► 伴慢性胃炎，间质中可见含泡沫样细胞质的细胞增生。缺乏异型性，核居中（印戒细胞癌表现为核浓染偏位）。PAS 染色，细胞角蛋白免疫染色阴性，CD68 阳性，因此确认为巨噬细胞（Macrophage）增生。Ki-67 免疫染色也几乎见不到阳性细胞。
多无临床症状，注意与印戒细胞癌相鉴别。

a：HE 染色。b：PAS 染色。c：Cytokeratin（CK）（CAM5.2）免疫染色。
d：CD68（KP-1）免疫染色。e：Ki-67 免疫染色（倍率 200×）

图 8 PPI 引起的壁细胞突出物／壁细胞增生

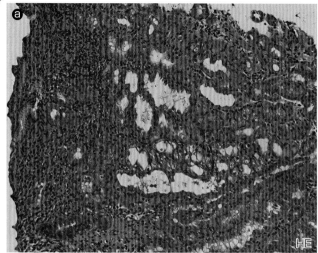

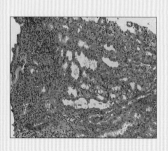

胃底腺细胞呈空泡样改变，可见
内腔扩张（　　部位）

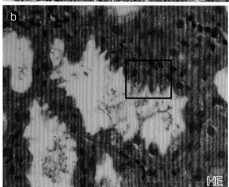

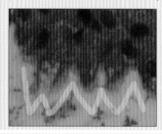

（左图□部位的放大）
含强嗜酸性胞体的细胞，向腔内侧肥大突出（parietal cell
protrusion）伴增生。这种突出（protrusion）是一种特征
性改变，被认为是因
使用 PPI 引起的壁细
胞改变（Oxyntic cell
hyperplasia）

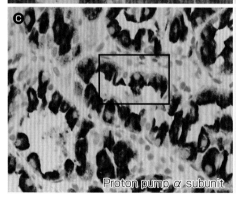

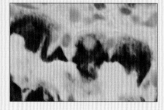

（左图□部位的放大）
Proton pump α subunit 免疫染色阳性，证实为壁细
胞。相较于胃底腺的其他组成细胞，壁细胞居多

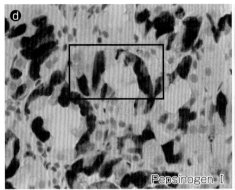

d

Pepsinogen Ⅰ

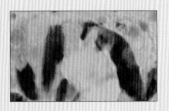

（左图□部位的放大）
HE 染色均为嗜酸性细胞，但在腺腔内也有
Pepsinogen Ⅰ阳性的主细胞

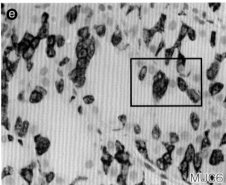

e

MUC6

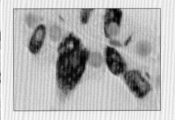

（左图□部位的放大）
HE 染色均为嗜酸性细胞，也有 MUC6 阳性的黏
液颈细胞存在

▶ **临床诊疗过程：** 50 多岁，女性，内镜下可见胃内散在小息肉。在胃体下部直径 4mm 的隆起型病变
处取活检。背景为萎缩性胃炎。PPI 服用中。

▶ **病理诊断：** Parietal cell protrusion/Oxyntic cell hyperplasia（Group 1）.

▶ *H. pylori* 阳性病例。胃底腺区域有紊乱感。胃底腺腺管通常是非常紧密的，但在本例中胞体肿大或
呈空泡化，可见形成向嗜酸性细胞腔内的山形突出。
是 PPI 引起的壁细胞改变的病变，称为壁细胞突出物或壁细胞增生等。免疫染色证实为 Proton
pump α subunit 阳性的壁细胞。此外，也含有胃底腺的其他组成成分 Pepsinogen Ⅰ阳性的主细
胞和 MUC6 阳性的黏液颈细胞。

a：HE 染色。b：HE 染色，微分干涉摄影。c：Proton pump α subunit 免疫染色。
d：Pepsinogen Ⅰ免疫染色。e：MUC6 免疫染色（倍率 a：100×；b ~ e：400×）

本章针对 Group 1 中的良性息肉及再生异型进行了介绍。在《胃癌处理规范》第 13 版中将再生异型归为 Group Ⅱ，而在第 14 版中归为 Group 1。将良性幼稚细胞作为再生异型意义不大。另外，对于以往轻易划分到 Group Ⅱ 的病变，实际上有必要进行更加缜密的诊断。

■ 文　献 ■

[1]　日本胃癌学会：胃癌取扱い規約（第 14 版）．金原出版，東京，2010.

[2]　日本胃癌学会：胃癌取扱い規約（第 13 版）．金原出版，東京，1999.

[3]　山田達哉，福富久之：胃隆起性病変．胃と腸　1；145-150，1966.

[4]　Iida, M., Yao, T., Itoh, H., et al.：Natural history of fundic gland polyposis in patients with familial adenomatosis coli/Gardner's syndrome. Gastroenterology　89；1021-1025, 1985.

[5]　Abraham, S. C., Nobukawa, B., Giardiello, F. M., et al.：Sporadic fundic gland polyps：common gastric polyps arising through activating mutations in the beta-catenin gene. Am. J. Pathol.　158；1005-1010, 2001.

[6]　Sekine, S., Shibata, T., Yamauchi, Y., et al.：Beta-catenin mutations in sporadic fundic gland polyps. Virchows Arch.　440；381-386, 2002.

[7]　Abraham, S. C., Singh, V. K., Yardley, J. H., et al.：Hyperplastic polyps of the stomach：associations with histologic patterns of gastritis and gastric atrophy. Am. J. Surg. Pathol.　25；500-507, 2001.

[8]　Park, D. Y. and Lauwers, G. Y.：Gastric polyps：classification and management. Arch. Pathol. Lab. Med.　132；633-640, 2008.

[9]　Sereno, M., Aguayo, C., Guillén Ponce, C., et al.：Gastric tumours in hereditary cancer syndromes：clinical features, molecular biology and strategies for prevention. Clin. Transl. Oncol.　13；599-610, 2011.

[10]　Cronkhite, L. W. Jr. and Canada, W. J.：Generalized gastrointestinal polyposis；an unusual syndrome of polyposis, pigmentation, alopecia and onychotrophia. N. Engl. J. Med.　252；1011-1015, 1955.

[11]　Oberhuber, G. and Stolte, M.：Gastric polyps：an update of their pathology and biological significance. Virchows Arch.　437；581-590, 2000.

[12]　Hoffmann, W.：Regeneration of the gastric mucosa and its glands from stem cells. Curr. Med. Chem.　15；3133-3144, 2008.

[13]　中村恭一，大倉康男，斉藤　澄：消化管の病理と生検診断．医学書院，東京，2010.

[14]　Cats, A., Schenk, B. E., Bloemena, E., et al.：Parietal cell protrusions and fundic gland cysts during omeprazole maintenance treatment. Hum. Pathol.　31；684-690, 2000.

[15]　Graham, D. Y. and Genta, R. M.：Long—term proton pump inhibitor use and gastrointestinal cancer. Curr. Gastroenterol. Rep.　10；543-547, 2008.

按 Group 分型进行病理学鉴别的实际应用 (2) 腺瘤性病变（Group 3）

Adenomatous lesions

要点

- 轻度～中度异型管状腺瘤，长期无明显改变。
- 肠上皮化生腺管形成集落的话，有时候与轻度～中度管状腺瘤鉴别困难。
- 高度异型管状腺瘤有时候与高分化管状腺癌鉴别困难。多适用于内镜切除。
- 针对胃型腺瘤，包括小凹上皮型腺瘤和幽门腺型腺瘤。注意与增生相鉴别。

腺瘤（Group 3）是在我们日常诊断中经常遇到的病变。肠型管状腺瘤包括从与大肠腺瘤相似的异型较低且长期无变化的管状腺瘤，到类似异型增生（Dysplasia）的管状腺瘤与类似临界高分化管状腺癌的肿瘤鉴别，异型较弱的腺瘤与再生异型的鉴别，强异型的腺瘤与癌的鉴别，这些都是我们经常要面对的问题。

另外，胃型腺瘤非常少见，与增生很难鉴别。本章将对有代表性的腺瘤做概括性的介绍。

I 肠型腺瘤及腺癌

1 轻度或中度异型管状腺瘤（Tubular adenoma）（图 1）

轻度或中度异型管状腺瘤是由小肠吸收上皮样异型细胞增生所形成的大小不等的管腔结构。细纺锤体的细胞核垂直排列在腺管的基底膜侧。也可见到若干向管腔侧移行的核，但基本保持从基底膜侧向管腔侧方向的极性。图 1 是中度异型的管状腺瘤。有时也含杯状细胞或 Paneth 细胞。

HE 组织像（**图 1a**）上，从形态上推断为肠型，也可见到肠型转录因子 CDX2 的表达（**图 1d**）。形态上虽然可以归为肠型，但某种程度上可见到胃小凹上皮型标志物 MUC5AC、幽门腺型标志物 MUC6 的表达（**图 1b、c**），所以也不一定就是完全的肠型。在正常黏膜、萎缩黏膜或胃肠混合型肠上皮化生黏膜中，MUC5AC 和 MUC6 的表达部位界线基本清晰，在轻度或中度异型腺瘤中，也基本保持了表面和深部的 MUC5AC 和 MUC6 表达区域的极性。

与腺底部相比，Ki-67（MIB-1）的表达在腺开口部多表达更强（**图 1e**）。肠上皮化生腺管的基底层如果形成集落的话，则与腺瘤鉴别困难，此时 Ki-67 免疫染色对鉴别诊断有意义。关于大肠肿瘤发生的研究报告提示，虽然与源自腺上部肿瘤发生的观点"Top down"相比，源自腺底部肿瘤发生的观点"Bottom up"更占优势，但由于在肿瘤中可见到异型细胞沿着黏膜表面向邻近腺管进展的图像，所以一眼看上去腺上部的增殖细胞较多。胃腺瘤也是如此。

p53 虽然也呈现弥漫性不规则弱染色，但这是因为正常情况下它也在细胞周期 G1-S 期表达增加，增殖带的部分细胞也会呈弱阳性，所以考虑此处为伴增殖细胞增加的生理性染色图像，而不是真正的阳性（**图 1f**）。属于 Group 3 的病变，临床上有的病变长时间内镜下无明显改变，不需要采取治疗，只需要随访。

2　可疑低度异型管状腺癌 (Suspicious of tubular adenocarcinoma)（图 2）

与中度异型管状腺瘤（**图 1**）相比，图 2 可见核肿大，从基底膜侧向管腔侧的极性紊乱。胞浆为嗜酸性，考虑为类似小肠吸收上皮的肠型病变。腺体呈不规则分支或融合，是高度异型管状腺瘤或可疑低度异型管状腺癌的病变，划定为 Group 4。

在图 2 的病例中，左半部分为 MUC5AC 阳性，MUC6 部分弱阳性的胃型（**图 2b、c**），右半部分为 CDX2 阳性肠型表型（**图 2d**），形态上鉴别困难。Ki-67 呈弥漫性强阳性（**图 2e**）。p53 可见散在弱染色，为阴性（**图 2f**）。

无论是哪种病变，病理医生不同，诊断标准也不一致，相应的诊断名称也各种各样，这就是现状。临床上适用于内镜下切除，很多时候病变的一部分有明确的癌存在。

II 胃型腺瘤

胃型腺瘤（Gastric-type adenoma）是形态上类似胃上皮的上皮细胞增生形成的肿瘤。根据 WHO 分型分为小凹上皮型腺瘤（Foveolar-type adenoma）和幽门腺型腺瘤（Pyloric-gland adenoma）。无论哪种，都划分为 Group 3，与肠型腺瘤相比较少见，自然病程不明确。

1 小凹上皮型腺瘤 (Foveolar-type adenoma)（图 3）

小凹上皮型腺瘤属于增生性肿瘤，是由核小且排列在基底膜侧、胞浆富含透亮或呈淡嗜酸性黏液的高圆柱状上皮细胞形成的较大的腺腔结构。形态上类似胃小凹上皮。

基本上为胃小凹上皮标志物 MUC5AC 阳性（图 3b），也有幽门腺标志物 MUC6（图 3c）、肠型转录因子 CDX2（图 3d）和小肠刷状缘标志物 villin 等阳性（图 3e）。Ki-67 弥漫阳性（图 3f）。

2 幽门腺型腺瘤 (Pyloric-gland adenoma)（图 4）

幽门腺型腺瘤是由含小类圆形核和淡嗜酸性胞浆的幽门腺样肿瘤细胞增生形成小腺腔。

基本上为幽门腺标志物 MUC6 阳性（图 4c），表面的小凹上皮样细胞为 MUC5AC 阳性（图 4b）。此外，也有各种肠型标志物阳性。

6

按 Group 分型进行病理学鉴别的实际应用

（2）腺瘤性病变（Group 3）

图 1 肠型管状腺瘤：Group 3（所谓的管状腺瘤）

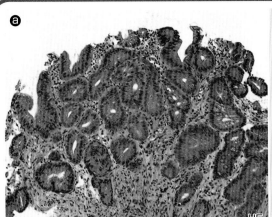

管状腺瘤，形态上类似于肠上皮生或大肠型腺瘤，与肠上皮化生腺管一样，可见从胃到肠演变的各种阶段的表现。在肠上皮化生（核 = □部位，细胞质 = ▨），核小且排列在基底膜侧，在腺瘤中，核呈纺锤形并垂直排列在基底膜侧（核 = ▨部位）

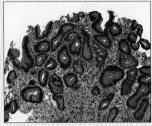

HE

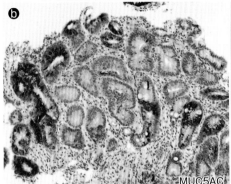

关注左侧的腺管，可见在靠近黏膜表面残留有胃小凹上皮标志物 MUC5AC 表达

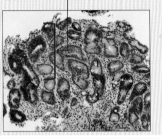

具有模拟正常胃黏膜分化的结构（Organoid structure），但不像正常腺管那样 MUC5AC 和 MUC6 的界线清晰

MUC5AC

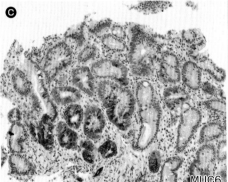

关注左侧的腺管，可见在黏膜较深部，有幽门腺型标志物 MUC6 的表达

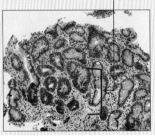

MUC6

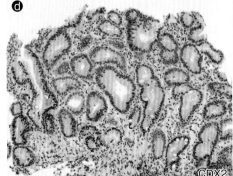

整体上看肠型转录因子 CDX2 呈弱阳性，比较明显的地方用 ▨ 表示。在肠上皮化生腺管处（▨部位），CDX2 阳性细胞较多

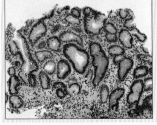

CDX2

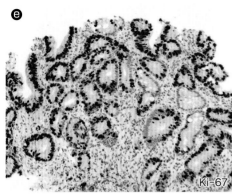
Ki-67

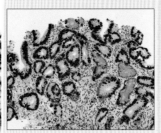

ⓔ Ki-67 阳性（核 = ■部位）的增殖带靠近黏膜表面分布，深部有时残留正常腺管（所谓的二层楼结构）。肠上皮化生腺管（■部位）有残留

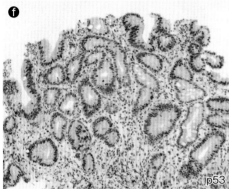
p53

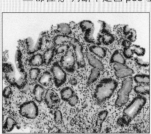

ⓕ p53，在增殖细胞中正常也呈弱阳性，在强增殖的腺瘤中，分布有弱～中度阳性的细胞（p53 强表达的细胞核 = ■部位）。判断不是因 p53 基因突变所致的蓄积，属于正常类型范围。肠上皮化生腺管（■部位）也可见 p53 弱阳性细胞，数量很少

▶ **临床诊疗过程**：70 多岁，男性，贲门周围多发糜烂。在胃体上部小弯后壁的山田Ⅲ型息肉处取活检。

▶ **病理诊断**：Tubular adenoma with moderate atypia（Group 3）.

▶ 异型细胞具有类似小肠吸收上皮样的形态，增生形成大小不等的管腔结构。细纺锤形核在腺管的基底膜侧垂直分布。也可见若干向管腔侧移行的细胞核，但基本保持从基底膜侧向管腔侧方向的极性。属于中等异型管状腺瘤。有时候也有杯状细胞或 Paneth 细胞。

HE 染色组织像，也可见肠型转录因子 CDX2 的表达，形态上划分为肠型。但是也可见到程度不等的胃小凹上皮标志物 MUC5AC、幽门腺型标志物 MUC6 的表达，所以也未必就是肠型。在正常黏膜、萎缩黏膜或胃肠混合型肠上皮化生黏膜中，MUC5AC 和 MUC6 的表达部位基本上界线清晰，但在腺瘤中，MUC5AC 和 MUC6 的表达区域，保持了表面和深部的极性，但大部分重叠，分布非常不规则。

Ki-67（MIB-1）的表达，相对于腺底部，多在腺开口部表达更强。可认为是肿瘤中异型细胞沿着黏膜表面向邻近腺管进展所致。p53 呈弥漫不规则弱染色，但正常情况下增殖细胞也呈弱阳性，与之相同，此处可认为是伴增殖细胞增加的生理性染色图像。p53 属于正常类型。

a：HE 染色。b：MUC5AC 免疫染色。c：MUC6 免疫染色。d：CDX2 免疫染色。e：Ki-67 免疫染色。f：p53 免疫染色（倍率 100×）

6

按 Group 分型进行病理学鉴别的实际应用

（2）腺瘤性病变（Group 3）

图2 管状腺瘤和癌的交界性病变：Group 4

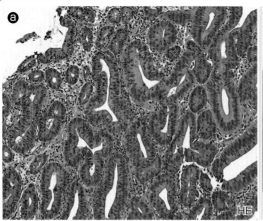

跟图1相比，核异型增加。困惑于究竟是管状腺瘤还是癌的所见

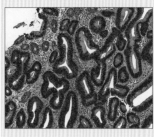

核（■部位）的范围较图1a扩大

肠上皮化生腺管（胞体■部位，核□部位）缺乏异型

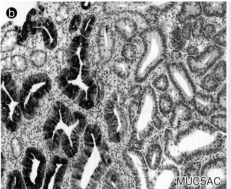

在形态学上判断困难，但左半部分为MUC5AC阳性的胃小凹上皮型

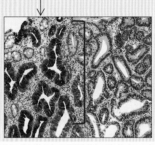

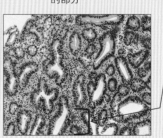

下部可见少量MUC6阳性的腺管。此处不是很清楚，考虑可能是b向小凹上皮下方的幽门腺型分化的部分

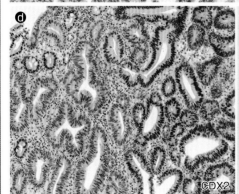

残留有非肿瘤性肠上皮化生腺管（■部位）。此处也是CDX2阳性

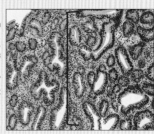

腺瘤的右半部分有CDX2阳性的肠型表型

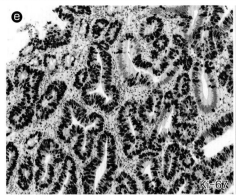

与图 1e 相比，Ki-67 阳性的增殖细胞分布增多。胃型和肠型没有太大的差别。在肠上皮化生腺管（▨部位）中阳性率低

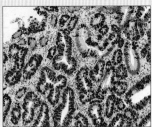

Ki-67

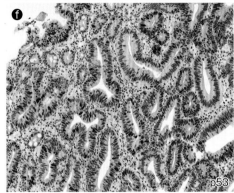

虽然 p53 阳性细胞也增多，但属于增殖细胞部分阳性的正常类型范围，不属于变异，在肠上皮化生腺管（▨部位）中不染色

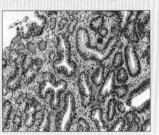

p53

▶ **临床诊疗过程：** 70 多岁，男性，在胃体上部小弯侧的山田Ⅲ型息肉处取活检，贲门周围易出血性糜烂。

▶ **病理诊断：** Suspicious of tubular adenocarcinoma（Group 4）.

▶ 与中度异型管状腺瘤（图 1）相比，核进一步膨大，可见从基底膜侧向管腔侧分布的极性紊乱。胞浆为嗜酸性，可认为是与小肠吸收上皮类似的肠型病变。腺体有不规则分支或融合。疑为高度异型管状腺瘤或低度异型管状腺癌，划分为 Group 4。左半部分显示为胃型，右半部分显示为肠型表型，但形态上很难鉴别。Ki-67 呈弥漫性强阳性。p53 呈散在弱染色，不是 p53 突变所致蓄积，而是增殖细胞阳性的正常类型。

a：HE 染色。b：MUC5AC 免疫染色。c：MUC6 免疫染色。d：CDX2 免疫染色。e：Ki-67 免疫染色。f：p53 免疫染色（倍率 100×）

图3 小凹上皮型腺瘤：Group 3

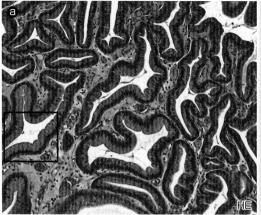

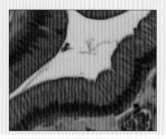

（左图□部位的放大）
形态上，由类似于胃小凹上皮的富含黏液的高圆柱状上皮细胞组成。胞体在管腔侧、核在基底膜侧（腺管周围）有序排列

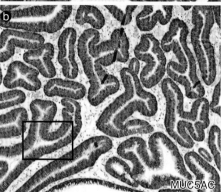

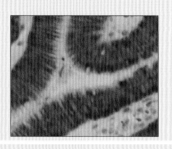

（左图□部位的放大）
整体上，胃小凹上皮标志物 MUC5AC 阳性

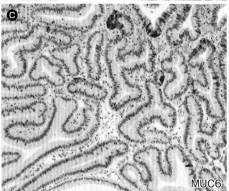

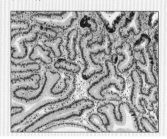

图的右上方也可见幽门腺型标志物 MUC6 的表达（■部位）。不像正常黏膜那样，与 MUC5AC 的界限不清

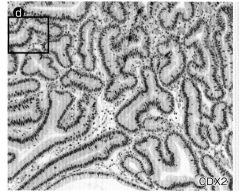

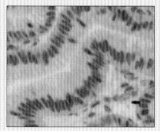

（左图□部位的放大）
形态上不像肠型，但整体上可见肠型转录因子 CDX2 的表达

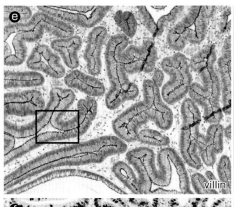

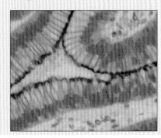

（左图☐部位的放大）
在管腔侧也有肠吸收上皮刷状缘 villin 蛋白的
表达

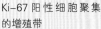

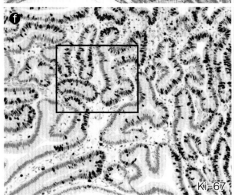

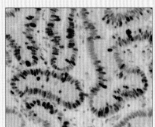

（左图☐部位的放大）
Ki-67 呈弥漫不规则分布。Ki-67 强阳性细胞、弱阳性细
胞和阴性细胞不规则混合存在，不形成正常腺管样的
Ki-67 阳性细胞聚集
的增殖带

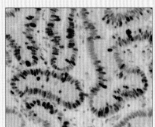

6

按 Group 分型进行病理学鉴别的实际应用

（2） 腺瘤性病变（Group 3）

▶ **临床诊疗过程：** 70 多岁，男性，胃窦部小弯的 I 型病变，行 EMR 治疗。

▶ **病理诊断：** Foveolar-type adenoma（Group 3）.

▶ 小凹上皮型腺瘤是形态上类似于胃小凹上皮细胞的肿瘤。由高圆柱状上皮细胞增生形成较大的腺
腔结构，细胞核小且分布在基底膜侧，胞体位于管腔侧，富含透亮或淡嗜酸性黏液。与小凹上皮
型增生相比，由均一细胞构成，背景炎症轻。主要是胃小凹上皮标志物 MUC5AC 阳性，但也混
有幽门腺成分。与其称为完全的胃小凹上皮型腺瘤，更应该称之为胃小凹上皮优势的胃型腺瘤。
由于 *H. pylori* 感染和炎症，导致非肿瘤腺管和肿瘤腺管都向肠型化进展，因此也有肠型转录因子
CDX2，小肠刷状缘标志物 villin 等的阳性表达。Ki-67 呈弥漫阳性，没有增殖带区域。

a：HE 染色。b：MUC5AC 免疫染色。c：MUC6 免疫染色。d：CDX2 免疫染色。e：Villin 免疫染色。
f：Ki-67 免疫染色（倍率 100×）

图 4 幽门腺型腺瘤：Group 3

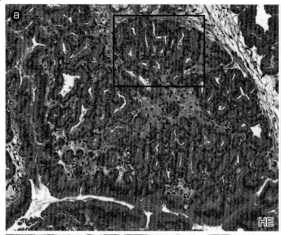

（左图□部位的放大）
形态上类似幽门腺的黏液上皮细胞增生，形成小腺腔

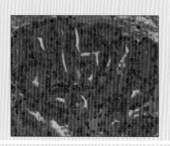

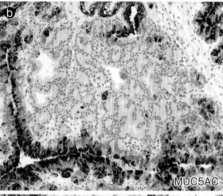

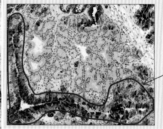

表面覆盖具有 MU-C5AC 阳性胃小凹上皮型表型的细胞

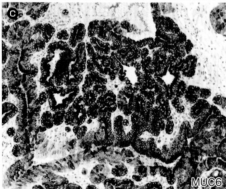

小腺腔具有 MUC6 阳性的幽门腺型表型，构成肿瘤的主体

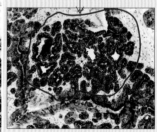

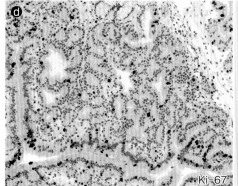

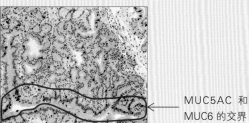

Ki-67 阳性的增殖带，同正常情况一样，感觉在 MUC5AC 和 MUC6 阳性细胞的交界处较多，但在幽门腺腺瘤细胞内也有分布

MUC5AC 和 MUC6 的交界

▶ **临床诊疗过程：** 60 多岁，女性，因呕血来院就诊。内镜下可见因肿瘤所致的出血，对肿瘤行 EMR 治疗。

▶ **病理诊断：** Pyloric-gland adenoma（Group 3）.

▶ 幽门腺型腺瘤是由具有小椭圆形核和淡嗜酸性胞体的幽门腺样肿瘤细胞增生形成的小腺腔结构。主要是幽门腺标志物 MUC6 阳性。在胃底腺区域和幽门腺区域都表达。在表面的小凹上皮样细胞中 MUC5AC 阳性。

a：HE 染色。b：MUC5AC 免疫染色。c：MUC6 免疫染色。d：Ki-67 免疫染色（倍率 100×）

6

按 Group 分型进行病理学鉴别的实际应用

（2）腺瘤性病变（Group 3）

以上对腺瘤（Group 3）以及腺瘤和癌鉴别困难的肿瘤样病变（Group 4）进行了介绍。这些鉴别和诊断名称多因病理医生不同而不同。当病理所见和内镜图像矛盾的时候，病理医生要与内镜医生进行充分的沟通。

━━ 文 献 ━━

[1] 畑中　豊，長谷川匡，松野吉宏：病理診断に役立つ分子生物学（第 2 部）病理診断医になじみのある疾患関連分子―Ki-67 解説編．病理と臨床　29（臨時増刊号）；298-301，2011.

[2] Wright, N. A. and Poulsom, R.：Top down or bottom up? Competing management structures in the morphogenesis of colorectal neoplasms. Gut　51；306-308, 2002.

[3] 森　泰昌：病理診断に役立つ分子生物学（第 2 部）病理診断医になじみのある疾患関連分子―p53・p16 診断編．病理と臨床　29（臨時増刊号）；384-386，2011.

[4] Sherr, C. J.：Cancer cell cycles. Science　274；1672-1677, 1996.

[5] Lauwers, G. Y., Carneiro, F., Graham, D. Y., et al.：Gastric carcinoma. Bosman, F. T., Carneiro, F., Hruban, R. H., et al.（eds.）：WHO Classification of Tumours of the Digestive System. 48-58, IARC, Lyon, 2010.

[6] Kushima, R., Vieth, M., Borchard, F., et al.：Gastric-type well-differentiated adenocarcinoma and pyloric gland adenoma of the stomach. Gastric Cancer　9；177-184, 2006.

6 按 Group 分型进行病理学鉴别的实际应用 (3) 确诊癌的诊断过程(Group 2、Group 4)

Adenomatous lesions

要点

- Group2 或 Group4 的病例区分，很大程度上影响患者的后续治疗。
- 结合内镜下所见，出现背离时要与临床医生进行探讨。
- 判断疑惑时，制作再薄切 HE 标本。
- 对于分化型腺癌，Ki-67 的分布类型、p53 染色对诊断有帮助。
- 对于低分化腺癌，Cytokeratin 免疫染色或 PAS 染色，对间质内散在的癌细胞鉴定有帮助。

在《胃癌处理规范》第 14 版的胃活检组织学诊断分型（Group 分型）中，在可疑是肿瘤或癌但确诊困难的时候（Group2 或 Group4），病理学上是如何进行癌的鉴别直至确诊的呢？本部分将对其进行介绍。

I 癌的诊断过程：首次 Group 2 的情况

Group2 是肿瘤性（腺瘤或者癌）还是非肿瘤性判断困难的病变。虽然有异型细胞，但因留取的组织量少而导致诊断肿瘤困难，对于糜烂或炎症背景较强的肿瘤见不到充分的异型性而与再生异型鉴别困难，在识别异型细胞的时候也存在因破坏变性而导致不能确诊等各种情况。

下面举例为大家展示一下诊断过程。

1 再生异型和肿瘤鉴别困难的病例

图 1a、b（HE 染色）可见酷似肠上皮化生腺管的腺管增生。这种腺管混在组织中，究竟是再生异型还是肿瘤，判断困难。Ki-67 免疫染色（图 1c）提示肠上皮化生腺管较癌增生更显著。在胃中，由于经常存在正常腺管的增生，所以可能出现这种乍看上去似是而非的情况。p53 免疫染色（图 1d），异型腺管阳性。HE 染色中癌前缘形成不明显，但 p53 免疫染色后癌区域明显。

最终诊断为"高分化管状腺癌 Group 5"。

2 胃底腺区域的再生和变性鉴别困难的病例

图 2 是因胃底腺区域黏膜皱襞肥厚的临床诊断而进行的活检。HE 标本（图 2a）中，在小凹上皮和胃底腺固有腺体交界的增殖带区域，可见结构不规整扩张的异型细胞增生。MUC5AC（图 2b）在小凹上皮阳性，部分在深部也呈阳性。MUC6（图 2c），在胃底腺固有腺体处的黏液颈细胞呈阳性，但在深部的 MUC5AC 阳性区域也有弥漫阳性的腺管存在。同一部位，也散在可见 Ki-67 阳性细胞（图 2d）。判断这些 MUC5AC、MUC6 和 Ki-67 阳性细胞的分布异常。

当时认为是 Group 2，但是经过之后的再次活检（图 2e）、再再次活检（图 2f）后，留取到了异型更加明显的肿瘤细胞，确定为"低分化腺癌 Group 5"。

3 溃疡底肉芽组织内癌的病例

图 3 是从溃疡底部留取组织的病例。HE 染色（图 3a）可见肉芽组织增生。图 3d 右侧可见 CD34 阳性的肿大血管内皮细胞，为溃疡底部的典型图像。但在 HE 染色的左侧有种略密集感，感觉与通常的肿大血管内皮细胞不同。为了慎重起见，进行了各种特殊染色，可见 PAS 阳性（图 3e），或者 Alcian blue 阳性（图 3f）的小腺腔。此外，进行免疫染色，在图 3b、c 的左侧可见分别为 Cytokeratin（CAM5.2）阳性、Vimentin 阴性的异型上皮细胞增生。

根据以上，最终诊断为"低分化腺癌 Group 5"。

小贴士

中间丝

- 细胞角蛋白 cytokeratin（CK）是位于上皮细胞的细胞质中组成细胞骨架（细胞骨骼）的中间丝。Moll 等将其分为 20 种，腺上皮中有低分子角蛋白 CK7 或 CK20，鳞状上皮中有高分子角蛋白 CK5、CK6 和 CK14 的表达。在此使用了识别腺上皮细胞的 CK7、CK8 的抗体克隆 CAM5.2。

- 波形蛋白 vimentin 构成间叶系细胞的细胞骨骼。在中性粒细胞、淋巴细胞和巨噬细胞等炎症细胞，成纤维细胞，血管或淋巴内皮细胞等细胞中呈阳性。癌中本来有 CK 的表达，但随着癌的进展，发生上皮间充质转化（Epithelial-mesenchymal transition，EMT）而出现 vimentin 阳性。

Group 3 原本是限于腺瘤的分型，但是在诊断过程中经历了管状腺瘤和再生异型鉴别成问题的病例。原本应当归类到 Group 2，但考虑是 Group 3 而进行了进一步探讨，在此做一介绍。

与腺瘤鉴别困难的病例

图 4 是因溃疡瘢痕而进行活检的病例。在胃黏膜的一部分见到含纺锤形核的异型细胞组成的腺腔集洛巢。可见与正常腺管之间境界清楚的前缘形成。而且细胞极性紊乱的腺管也很显著。杯状细胞不太明显，很难判断为肠上皮化生腺管，考虑为管状腺瘤（**图 4a、b**）。但是，再薄切 HE 标本判断为异型性缺乏、区域性消失的再生异型（**图 4c**）。半年后复查时内镜下未见有意义的所见，再次活检也未见异型细胞（**图 4d**）。观察首次活检、首次薄切标本的相关形态，几乎是小腺腔样，没有从开口部到腺底部的细长管状形态。这是沿黏膜水平方向进行包埋的缘故。首次薄切标本因较靠近腺底部的增殖带附近，因此感觉是"异型"，但在再薄切标本中能够看到接近开口侧的分化细胞，因此认为异型缺乏。之后的再次活检，有增生上皮和肠上皮化生。

6

按 Group 分型进行病理学鉴别的实际应用

(3) 确诊癌的诊断过程（Group 2、Group 4）

图1 再生异型和肿瘤判断困难的病例

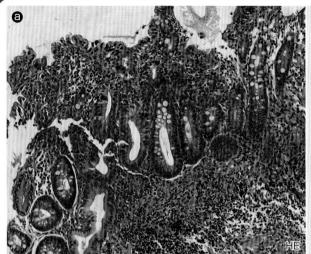

乍一看，炎症背景，有伴肠上皮化生的再生腺管增生。但是，感觉粉色线之间的几个腺管与周围略有不同而有不协调感

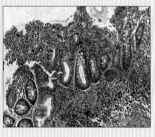

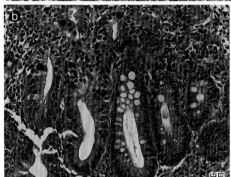

其他的腺管主要为吸收上皮样细胞，仔细看的话，此处的右上和左下的腺管呈现不规则融合，此处为肿瘤腺管

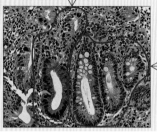

无法进行核的异型性的判断，但右侧的3个腺管含有杯状细胞，此处为肠上皮化生

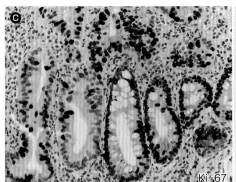

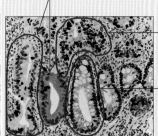

在肿瘤中，Ki-67 阳性的增殖细胞和阴性细胞随机分布。不是 Ki-67 染色的浓度或阳性率，请关注其分布的类型

在此处，几乎所有细胞都是 Ki-67 阳性，但是有种浓淡不均的脏乱感觉

在肠上皮化生处，增殖带从腺底部向上方扩展。呈广泛的强阳性，但整体上均一有序。上方为阴性

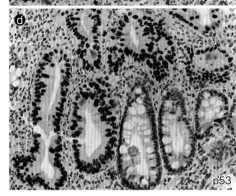

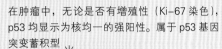

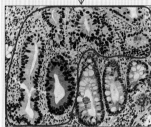

在肿瘤中，无论是否有增殖性（Ki-67 染色），p53 均显示为核均一的强阳性。属于 p53 基因突变蓄积型

与肠上皮化生腺管（□）比邻的异型腺管（▨）

▶ **临床诊疗过程：** 70 多岁，女性，胃窦大弯 o-Ⅱc 病变，取活检。
▶ **病理诊断：** 第 1 次报告：Atypical glands seen（Group 2）
　　　　→　最终报告：高分化管状腺癌（Group 5）.
▶ 在炎症背景下，可见伴肠上皮化生的再生腺管增生。低倍镜下，中间可见染色略异常的融合腺管（a）。提高倍率后，与中间两个腺管相比（b），左侧可见与右侧肠上皮化生腺管酷似的腺管增生。像这种腺管混在组织内，很难判断是再生异型还是肿瘤。Ki-67 免疫染色（c）显示与癌相比较，右侧肠上皮化生腺管的增生更加明显。肠上皮化生腺管的增殖带范围增宽。在胃中，正常腺管常发生增生，也会出现这种乍一看上去似是而非的情况。p53 免疫染色（d），左侧异型腺管为阳性。HE 染色癌前缘形成不明显，但 p53 免疫染色中癌的界线清晰。最终诊断为高分化管状腺癌 Group 5。

a、b：HE 染色。c：Ki-67 免疫染色。d：p53 免疫染色（倍率 200×）

图2 胃底腺区域的低分化腺癌

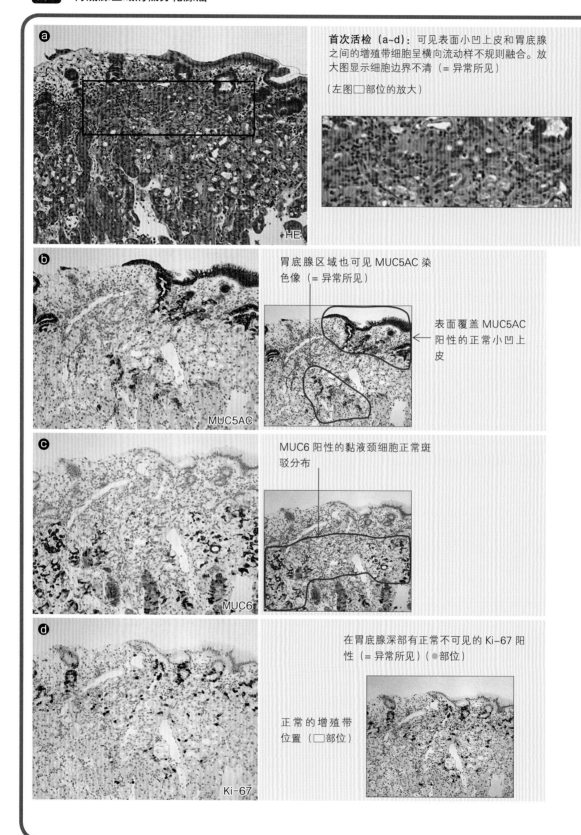

ⓐ

首次活检（a~d）： 可见表面小凹上皮和胃底腺之间的增殖带细胞呈横向流动样不规则融合。放大图显示细胞边界不清（= 异常所见）

（左图□部位的放大）

HE

ⓑ

胃底腺区域也可见 MUC5AC 染色像（= 异常所见）

表面覆盖 MUC5AC 阳性的正常小凹上皮

MUC5AC

ⓒ

MUC6 阳性的黏液颈细胞正常斑驳分布

MUC6

ⓓ

在胃底腺深部有正常不可见的 Ki-67 阳性（= 异常所见）（●部位）

正常的增殖带位置（□部位）

Ki-67

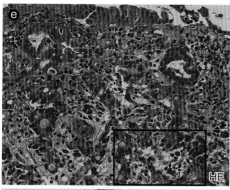

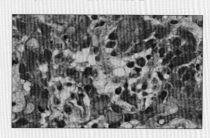

（左图□部位的放大）
再活检时出现显著异型的腺管

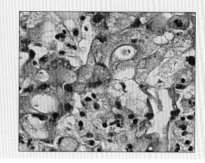

（左图□部位的放大）
再再次活检后进一步发现显著异型的腺管增生

▶ **临床诊疗过程：** 70 多岁，男性，因进食后心窝部疼痛就诊。上消化道内镜检查见大弯侧宽大皱襞，取活检。

▶ **病理诊断：** 第 1 次报告：Atypical glands seen（Group 2）
　　　　　　　→　最终报告：Poorly differentiated adenocarcinoma（tub2 < por2）（Group 5）.

▶ 因胃底腺区域皱襞肥厚的临床诊断而取活检。在 HE 标本（a）上，小凹上皮和胃底腺固有腺体交界的增殖带区域，有结构上不规则扩张的异型细胞增生。胃底腺区域的癌早期像多开始于这种增殖带的变化。MUC5AC（b）在小凹上皮阳性，但在深部也出现部分阳性。MUC6 在胃底腺固有腺体的黏液颈细胞中呈阳性，深部也散在可见 Ki-67 阳性细胞（d）。这些 MUC5AC、Ki-67 阳性细胞的分布异常。第 1 次判断时诊断为 Group 2，但根据之后的再次活检（e）、再再次活检（f），取到了更加显著异型的肿瘤细胞，确定为低分化腺癌 Group 5。

a、e、f：HE 染色。b：MUC5AC 免疫染色。c：MUC6 免疫染色。d：Ki-67 免疫染色
（倍率 a~d：100×；e~f：200×）

6

按 Group 分型进行病理学鉴别的实际应用

（3）确诊癌的诊断过程（Group 2、Group 4）

图3 溃疡底肉芽组织内癌

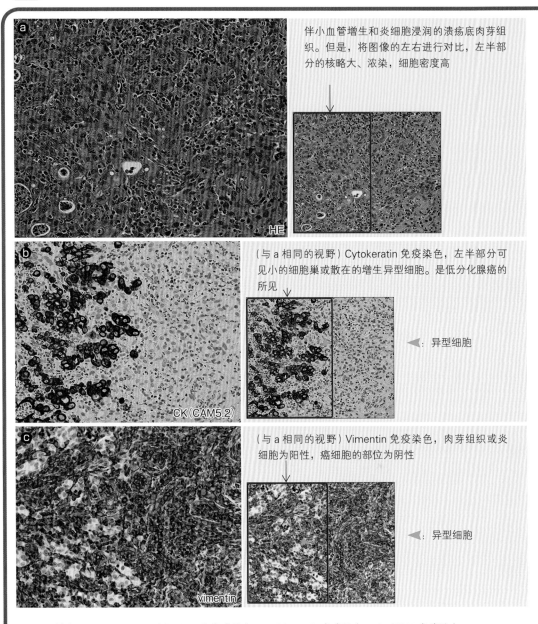

伴小血管增生和炎细胞浸润的溃疡底肉芽组织。但是，将图像的左右进行对比，左半部分的核略大、浓染，细胞密度高

（与 a 相同的视野）Cytokeratin 免疫染色，左半部分可见小的细胞巢或散在的增生异型细胞。是低分化腺癌的所见

◀：异型细胞

（与 a 相同的视野）Vimentin 免疫染色，肉芽组织或炎细胞为阳性，癌细胞的部位为阴性

◀：异型细胞

a：HE 染色。b：Cytokeratin（CAM 5.2）免疫染色。c：Vimentin 免疫染色。d：CD34 免疫染色。
e：PAS 染色。f：Alcian blue 染色（倍率 a~c：200×；d~f：400×）

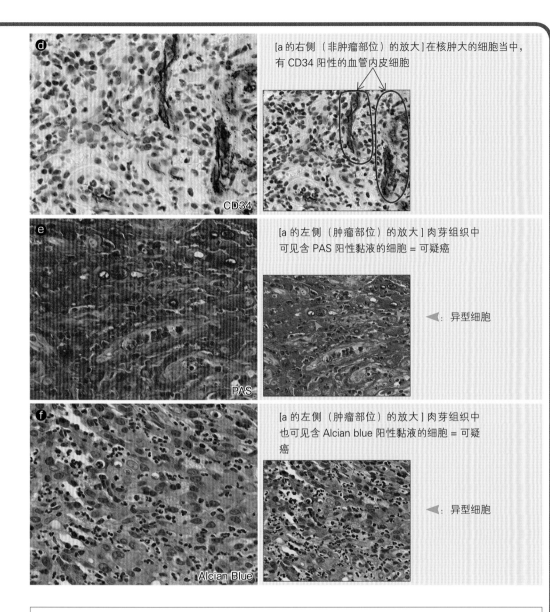

[a 的右侧（非肿瘤部位）的放大] 在核肿大的细胞当中，
有 CD34 阳性的血管内皮细胞

[a 的左侧（肿瘤部位）的放大] 肉芽组织中
可见含 PAS 阳性黏液的细胞 = 可疑癌

◀：异型细胞

[a 的左侧（肿瘤部位）的放大] 肉芽组织中
也可见含 Alcian blue 阳性黏液的细胞 = 可疑
癌

◀：异型细胞

▶ **临床诊疗过程：**50 多岁，女性，幽门侧胃切除术后。残胃吻合部大弯侧有不规整的溃疡，取活检。
▶ **病理诊断：**初次诊断：溃疡底肉芽组织（相当 Group 1？）
　　　　　→　检测后：Poorly differentiated adenocarcinoma, non-solid type (Por2) (Group 5).
▶ 在溃疡底部取活检的病例。HE 染色（a）可见肉芽组织增生。在病变的右侧，可见 CD34 阳性的
肿大血管内皮细胞，属于溃疡底部的典型图像（d）。但是，在 HE 染色的左侧有种略密集感，与
通常的肿大血管内皮细胞感觉不同。为了慎重起见，进行免疫染色，可见 Cytokeratin（CK，CAM
5.2）阳性（b），Vimentin 阴性（c）的异型上皮细胞增生。此外，黏液染色可见 PAS 阳性（e）或
Alcian blue 阳性（f）的小腺腔形成。根据以上表现，最终诊断为低分化腺癌 Group 5。

图4 管状腺瘤和再生异型鉴别成问题的病例

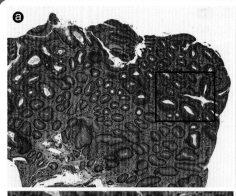

作为溃疡瘢痕取活检。在胃黏膜的一部分，可见由含纺锤形核的异型细胞组成的腺腔集落巢（■部位）。与正常腺管之间边界清楚（所谓的前缘），认为是管状腺瘤所见

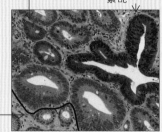

前缘形成

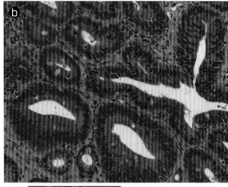

（a的□部位的放大）

也有成熟的肠上皮化生腺管　　也可见到细胞极性的紊乱

前缘形成

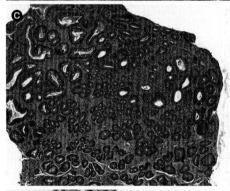

增殖带附近残留略幼稚的细胞

再薄切 HE 标本中，异型性缺乏、区域性消失，判断为再生异型

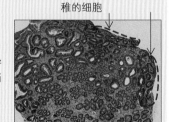

在之后的活检中未见异型细胞，部分仅见伴肠上皮化生的再生上皮

肠上皮化生

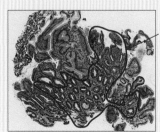

92　6. 按 Group 分型进行病理学鉴别的实际应用　（3）确诊癌的诊断过程（ Group 2、Group 4 ）

► **临床诊疗过程：**60 多岁，男性，胃角小弯前壁胃癌 ESD 术后，随访 8 年。前次检查在胃窦部见章鱼吸盘样糜烂，诊断为 Group 3。内镜下肠上皮化生显著，肿瘤性变化不明显，再次取活检。

► **病理诊断：**前次：Tubular adenoma（Group 3）？
　　　　　　　　→　再次活检：Intestinal metaplais（Group 1）.

► 从前次诊断为 Group 3 的部位再次取活检。此次展示近期的两次活检。

第一次薄切（a、b）：部分胃黏膜可见由含纺锤形核的异型细胞组成的腺腔集落巢。与正常腺管之间边界清楚，形成前缘。进一步可见伴细胞极性紊乱的腺管显著，杯状细胞不太明显，很难判断为肠上皮化生腺管。首先考虑是管状腺瘤。观察腺管的形态，几乎都形成小腺腔样。见不到从开口部到腺底部的细长管样形态。这是因在黏膜水平进行包埋所致。因离腺底部增殖带较近，有种"异型"的感觉。

第一次再薄切（c）：再薄切 HE 标本，缺乏异型性，区域性也消失。可见到靠近开口部的分化细胞，认为缺乏异型。

第二次活检（d）：半年后复查，内镜下缺乏有意义的所见，再次活检也未见到异型细胞。

此次观察未发现第 1 次内镜下可疑肿瘤的所见，当内镜所见和病理所见背离时要充分注意。
针对微小的活检标本，很难决定包埋的方向。制作再薄切标本，有助于从二维组织像构筑三维的结构。

a、b：首次活检，首次薄切标本。c：首次活检，再薄切标本。d：半年后的再次活检。
a~d：HE 染色（倍率 a、c、d：50×；b：200×）

图 5 高度异型管状腺瘤和高分化管状腺癌的鉴别成问题的病例

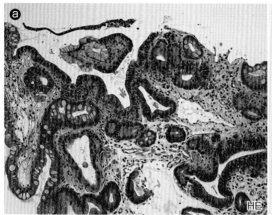

想要确认肿瘤的区域性、集落性和前缘形成，但肿瘤和非肿瘤成分复杂组合存在，乍一看似乎是再生上皮样改变

癌腺管（■ 部位）：可见伴核肿大和强假双层的异型腺管。

胃肠混合型肠上皮化生

胃小凹上皮

非肿瘤腺管也呈多样化

胃小凹上皮　肠单独型肠上皮化生　胃肠混合型肠上皮化生

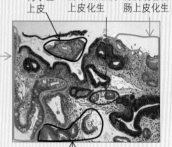

胃小凹上皮 和 胃肠混合型肠上皮化生 MUC5AC 阳性，肿瘤腺管 MUC5AC 阴性

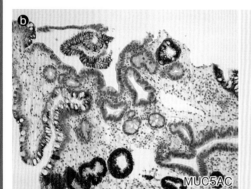

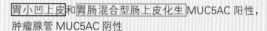

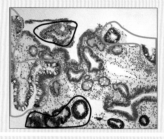

肿瘤腺管的一部分为 MUC6 阳性的幽门腺型胃癌。非肿瘤腺管 MUC6 阴性

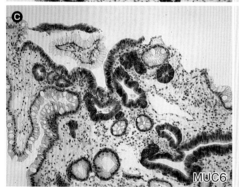

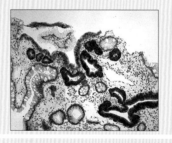

肠上皮化生腺管，胃肠混合型 和 肠单独型 均为 CDX2 阳性。肿瘤腺管与吸收上皮相似，但 CDX2 阴性

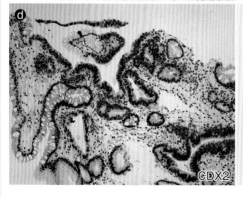

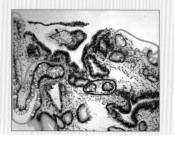

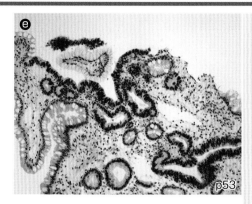

在肿瘤腺管（■部位），可见 p53 弥漫性强染色。属于突变蓄积类型。弱阳性的情况，在强染色的时候也混有弱阳性细胞而呈斑驳样状态，判断其不是基因突变的蓄积，而是增殖细胞的生理性表达。如果双侧的等位基因均缺失（Homozygous deletion），则即便有增殖细胞，也完全看不到阳性细胞，也需要注意这种情况的存在

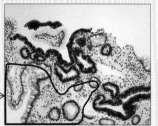

在非肿瘤腺管，p53 的表达不明显 →

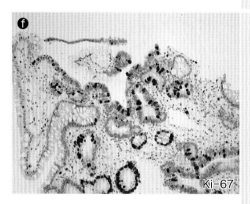

Ki-67 染色，在癌部位呈散乱阳性（●部位）

Ki-67 阳性细胞，在癌中，阳性细胞和阴性细胞呈不规则分布。随着肿瘤的进展，阳性细胞逐渐增多。相比于阳性率（所谓的 MIB-1 阳性率），其分布类型更重要

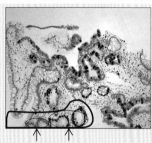

开口部　增殖带

非肿瘤腺管，Ki-67 在增殖带呈均一阳性，在开口侧呈阴性

▶ **临床诊疗过程**：80 多岁，男性，多发性胃溃疡的随访中。在胃体下部后壁的发红粗糙黏膜处活检。

▶ **病理诊断**：首次诊断时：Suspicious of adenocarcinoma（Group 4）
　　　→　检测后：Well differentiated tubular adenocarcinoma（tub1）（Group 5）.

▶ 高度异型管状腺瘤和低度异型高分化管状腺癌的鉴别困难。伴核肿大的增生成分和伴肠上皮化生的增生性再生腺管混合存在（a）。异型细胞为 MUC5AC 阴性（b）、MUC6 阳性（c）的幽门腺型细胞。与比邻的肠上皮化生腺管类似，CDX2 阴性（d），未见肠型成分。肠上皮化生中，胃肠混合型肠上皮化生和肠单独型肠上皮化生混合存在。虽然 p53 阳性（e），但 Ki-67（f）反而比再生腺管更低。最终诊断为高分化型管状腺癌 Group 5。

a：HE 染色。b：MUC5AC 免疫染色。c：MUC6 免疫染色。d：CDX2 免疫染色。e：p53 免疫染色。
f：Ki-67 免疫染色（倍率 100×）

图6 经深切标本明确癌的病例

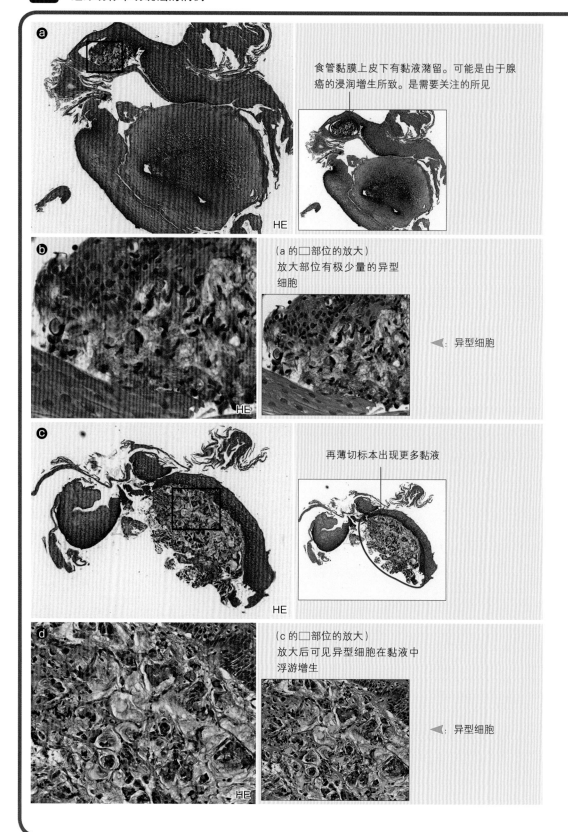

a 食管黏膜上皮下有黏液潴留。可能是由于腺癌的浸润增生所致。是需要关注的所见

HE

b （a 的□部位的放大）
放大部位有极少量的异型细胞

◀ ：异型细胞

HE

c 再薄切标本出现更多黏液

HE

d （c 的□部位的放大）
放大后可见异型细胞在黏液中浮游增生

◀ ：异型细胞

HE

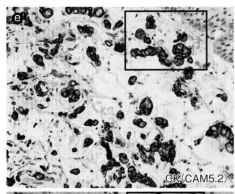

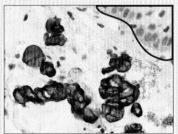

（左图▢部位的放大）

Cytokeratin 免疫染色，识别为低分化腺癌。右上角的食管扁平上皮几乎为阴性

CK(CAM5.2)

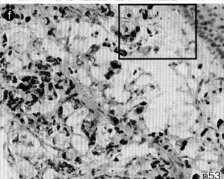

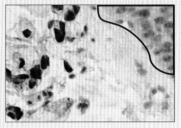

（左图▢部位的放大）

P53 免疫染色也可见蓄积。属于突变蓄积类型。右上角的食管扁平上皮基底层存在增殖细胞，p53 为弱阳性。属于正常类型

p53

> ▶ **临床诊疗过程**：70 多岁，男性，胃贲门癌化疗后。在食管胃结合部黏膜下肿瘤样隆起的发红黏膜处取活检。
>
> ▶ **病理诊断**：首次诊断时：Atypical cells seen, suspicious of adenocarcinoma（相当于 Group 4）
>   →　最终诊断：Poorly differentiated adenocarcinoma, non-solid type (por2) (Group 5).
>
> ▶ a 的左上（▢部位），食管上皮下有黏液潴留。放大后可见内部有胞浆中含黏液的异型细胞存在（b）。不能排除癌，但是量太少，很难做出判断。究竟是 Group 2 还是 Group 4，令人犹豫不决。为了谨慎起见而进一步进行检测，进行了再薄切，结果黏膜下可见充足的低分化腺癌表现（c，d）。免疫染色，异型细胞为 Cytokeratin（CAM 5.2）阳性，p53 阳性，确定为低分化腺癌 Group 5。属于贲门癌食管浸润的病例。

a、b：首次提出的标本（b：a 的▢的放大）。c~f：再薄切标本（d：c 的▢的放大）。a~d：HE 染色。
e：Cytokeratin（CAM 5.2）免疫染色。f：p53 免疫染色（倍率 a、c：50×；b：400×；d~f：200×）

6

按 Group 分型进行病理学鉴别的实际应用

（3）确诊癌的诊断过程（Group 2、Group 4）

Group 4 是指判断为肿瘤，可疑为癌，但不能确诊的病变，是指高度异型腺瘤和低度异型的高分化腺癌鉴别困难的病变。包括判断为癌但肿瘤量太少无法确诊的情况，以及破坏严重但可见极少量癌细胞的情况等。

1　是腺瘤还是癌，鉴别困难的情况

图 5 是高度异型管状腺瘤和低度异型的高分化管状腺癌鉴别困难的病变。伴核肿大的增生成分（图 5a，■部位）和伴肠上皮化生（□及□）的增生再生腺管混合存在。异型细胞为 MUC5AC 阴性（图 5b）、MUC6 部分阳性（图 5c）的幽门腺型细胞。与比邻的肠上皮化生腺管相似，CDX2 阴性（图 5d），未见肠型成分。p53 阳性（图 5e），但 Ki–67 反而较再生腺管低。

最终，判断为高分化管状腺癌 Group 5。

2　组织量缺乏，癌鉴定困难的情况

图 6 是首次留取的标本无法识别足够量的肿瘤，但深切标本后明确癌存在的病例。在图 6a 的左上（□部位），食管上皮下有黏液潴留，内部为胞浆含黏液的异型细胞（图 6b，蓝色箭头）。不能排除癌，但因量太少，判断困难。认为相当于 Group 4。再薄切后，黏膜下可见足够量的低分化腺癌（图 6c、d）。免疫染色也显示异型细胞为 Cytokeratin 阳性（CAM 5.2）（图 6e），p53 阳性（图 6f），确定为低分化腺癌 Group 5。属于贲门癌食管浸润的病例。

本章对首次活检判定为 Group 2 或者 Group 4 的病变，经进一步追加检测，最终确诊为癌 Group 5 的病例进行了介绍。

在留取的标本有变性或破坏的情况，在未取到足够组织量的情况，不能确认足够异型性的情况，则归为肿瘤与否鉴别困难的 Group 2，或者能识别肿瘤但很难确诊癌的 Group 4。这种情况，进一步制作再薄切 HE 标本或者进行免疫染色，很多时候可得到有价值的信息而确定诊断。当临床上可疑癌的时候，在请求再次检查之前，先进行病理学的追加检测，无论在时间上还是经济上，很多时候可以得到有价值的结果。

═══ 文　献 ═══

[1] 日本胃癌学会 : 胃癌取扱い規約（第 14 版）. 金原出版，東京，2010.

[2] Abe, M., Yamashita, S., Kuramoto, T., et al. : Global expression analysis of N-methyl-N'-nitro-N-nitrosoguanidine-induced rat stomach carcinomas using oligonucleotide microarrays. Carcinogenesis 24 ; 861-867, 2003.

[3] Soussi, T. : The p 53 tumor suppressor gene : from molecular biology to clinical investigation. Ann. N. Y. Acad. Sci.　910 ; 121-137 ; discussion 137-139, 2000.

[4] 小田義直 : 病理診断に役立つ分子生物学（第 2 部）病理診断医になじみのある疾患関連分子　CD34 解説編. 病理と臨床　29 ; 146-147，2011.

[5] 塚本徹哉 : 病理診断に役立つ分子生物学（第 2 部）病理診断医になじみのある疾患関連分子　CDX2（Caudal type homeobox 2）解説編. 病理と臨床　29 ; 161-163，2011.

6

按 Group 分型进行病理学鉴别的实际应用

（3） 确诊癌的诊断过程（Group 2、Group 4）

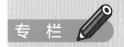

　　春天是芦笋收获的季节。颜色和形状都一样的芦笋束整齐排列，笔直延伸的茎，紧贴茎的小叶状枝，在头侧有好看的花芽。

　　芦笋原产于南欧到西亚，在古罗马作为食用或药用。野生型芦笋像它的别名龙须菜一样枝叶繁茂，发芽的时候一天可以伸长 10cm。

　　芦笋是雌雄异株，雄株为 XY 染色体，雌株为 XX 染色体，不同株间授粉。既有 YY 染色体的超雄性株，也有能自身授粉的中性株。

　　学名为石刁柏（*Asparagus officinalis* var. *altilis*），源自希腊语的 Asparagos（裂得很大）。花语有"普遍，无变化，胜利，毫无改变，完胜，排除敌人，经久之恋"等。在日光照射下能够培育出绿色芦笋，虽然是"普遍，无变化"的芦笋，但如果无日光照射，则变为白色芦笋。

　　将芦笋像照片 a 那样排列一起观察，无论绿色芦笋还是白色芦笋，都可见从茎向花芽方向的分化。照片 b 是将白色芦笋替换成牛蒡。具有向上分化的绿色芦笋和上下没什么形状变化的牛蒡之间的差别一目了然。

　　胃组织也有同样差异。将胃小凹上皮或肠上皮化生腺管进行纵切包埋，可见向开口部（上方）的分化，与肿瘤的鉴别比较容易（e）。在肠上皮化生和肿瘤中也一样，根据肿瘤中延伸至开口部的异型细胞，比较容易进行良恶性的判定（f）。但是，如果对腺管进行环切包埋的话，则相对于胃型腺管和肠上皮化生腺管的差别（g），肠上皮化生腺管和腺瘤或低度异型癌的差别更加难以识别（h）。

　　如果对芦笋和牛蒡也像照片 c、d 那样进行环切的话，能看出来是哪种蔬菜吗？所以一定要注意环切的情况。

参考资料
[1] 青葉　高：日本の野菜文化史事典. 2013，八坂書房，東京.
[2] 奥田　實：野菜美 Beauty in Vegetables. 2014，新樹社，東京.

〔图的说明〕
图方向不同，观点不同（右页）
a：白色芦笋和绿色芦笋（纵放）。
b：绿色芦笋和牛蒡（纵放）。
c：白色芦笋和绿色芦笋（环切）。
d：绿色芦笋和牛蒡（环切）。
e：胃小凹上皮腺管（黄色）和肠上皮化生腺管（蓝色）之间的界线。
f：肠上皮化生腺管（蓝色）和癌腺管（粉色）之间的界线。所谓癌的前缘。
g：横切的话，胃型腺管（黄色）和肠上皮化生腺管（蓝色）之间的界线比较清晰。
h：肠上皮化生腺管（蓝色）和低度异型腺癌（粉色）之间的界线，从整体图像上来
　　看，两者之间容易鉴别，但横切标本出现腺底部的时候，特别难判定。
e～h：HE 染色（倍率 e、f：200×；g、h：400×）

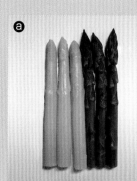

白色芦笋相当于正常胃小凹上皮，
绿色芦笋相当于肠上皮化生腺管

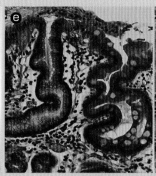

左侧为胃小凹上皮（▢），右侧为肠上皮化
生腺管（▨），中间有界线（▬）

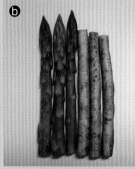

绿色芦笋相当于肠上皮化生腺管，
牛蒡相当于癌

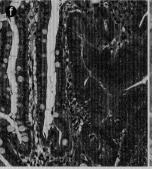

左侧为肠上皮化生腺管（▨），右侧为癌腺
管（▨），中间有界线（▬）

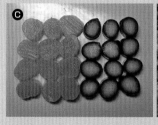

白色芦笋相当于正常胃小凹上皮，
绿色芦笋相当于肠上皮化生腺管

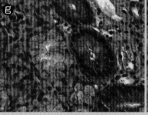
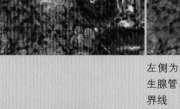

左侧为胃小凹上皮（▢），右侧为肠上皮化
生腺管（▨），中间有界线（▬）。容易识别
界线

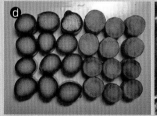

绿色芦笋相当于肠上皮化生腺管，
牛蒡相当于癌

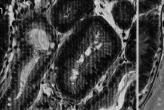

左侧为肠上皮化生腺管（▨），右侧为癌腺
管（▨），中间有界线（▬）。实际上只有这
部分很难识别出边界线

6 按 Group 分型进行病理学鉴别的实际应用 (4) 胃癌的组织学诊断和免疫组织学分型 (Group 5)

Histological diagnosis and immunohistological classification of gastric cancer : gastric and intestinal phenotypes

要点

- 胃癌处理规范或 WHO 分型，主要是形态学上的分型。
- 免疫组织学上，通过对胃型、肠型或者其他的分化标志物表达的探讨，形成了新的分型。
- 决定适用分子靶向治疗药的伴随诊断（Companion diagnostics）越来越重要。

本部分针对胃癌的组织学诊断进行概述。相当于第 3 章介绍的《胃癌处理规范》第 14 版的胃活检组织学诊断分型（Group 分型）的 Group 5。组织型是根据其组织形态学的特征进行的分型，不将其分化的方向性或功能的方面考虑在内。本部分拟依据形态学加上免疫组织学分析，对胃癌的发生源地及其分化进行概述。

I 胃癌的病理形态学分型

在《胃癌处理规范》第 14 版中，胃癌的病理形态学分类如**表 1** 所示。如果切除标本为多种组织像混合存在的情况，则依据量的优势成分进行诊断。大体上可以分为两大类，即保持腺体形态的分化型和失去腺体形态的未分化型，前者包括乳头状腺癌或管状腺癌，后者包括低分化腺癌或印戒细胞癌。

欧美是基于 Lauren 分型，分化型用 Intestinal type，未分化型用 Diffuse type 来表示。因此，容易产生分化型（Intestinal type）就是肠型或者以肠上皮化生为发生源地或者与其相对应的，引起未分化型（Diffuse type）就是胃型的误解。其实 Lauren 的原著中分为未分化型和"所谓的分化型"两种，既然加上了"所谓的"，那这个分化型就不是单纯字面上所表示的肠型的意思了吧。

表1 胃癌的病理形态学分型

		日本的组织型分型[*1]	欧美分型[*2]
一般型	分化型	• 乳头状腺癌 Papillary adenocarcinoma（pap） • 管状腺癌 Tubular adenocarcinoma（tub） 　　高分化型 Well differentiated type（tub1） 　　中分化型 Moderately differentiated type（tub2）	分化型
	未分化型	• 低分化腺癌 Poorly differentiated adenocarcinoma（poor） 　　实体型 Solid type（por1） 　　非实体型 Non-solid type（por2） • 印戒细胞癌 Signet-ring cell carcinoma（sig） • 黏液癌 Mucinous adenocarcinoma（muc）	未分化型
特殊型		• 内分泌癌 Endocrine carcinoma • 淋巴细胞浸润癌 Carcinoma with lymphoid stroma • 肝样腺癌 Hepatoid adenocarcinoma • 腺鳞癌 Adenosquamous carcinoma • 鳞癌 Squamous cell carcinoma • 未分化癌 Undifferentiated carcinoma • 其他类型癌 Miscellaneous adenocarcinoma 　　绒毛膜癌 Choriocarcinoma 　　癌肉瘤 Carcinosarcoma 　　侵袭性微乳头状腺癌 Invasive micropapillary adenocarcinoma 　　肠母细胞分化癌 Carcinoma with enteroblastic differentiation 　　卵黄囊肿瘤样癌 Yolk sac tumor like carcinoma	

[*1]:《胃癌处理规范》（第 14 版）；[*2]: 参考 Lauren, P.: Acta Pathol. Microbiol. Scand. 64；31-49, 1965 制表

小贴士

欧美的胃癌分型

● 在日本，胃癌根据形态或者结构分为高分化、中分化、低分化腺癌或者印戒细胞癌。在欧美，常使用 Lauren 分型，将形成分化良好的腺管的类型称为分化型，将弥漫性增生的类型称为未分化型。前者在原著中被称为"所谓的分化型"，应该是想说"类似肠上皮化生腺管形态的肿瘤"，但没想到后来竟然常常与黏液表型等的胃型、肠型分类发生了混淆。

II 基于组成细胞分化的胃癌分型

第 1 章介绍了正常胃黏膜的组成细胞，第 2 章介绍了肠上皮化生中细胞的分化。胃癌细胞的分化也可基于此进行分型（**表 2**）。不仅是形态学上的分化型、未分化型这种分型，还可以根据分化标志物的表达大体分为胃型胃癌和肠型胃癌，前者还可以进一步分为小凹上皮（表面黏液上皮）型、幽门腺型和胃底腺

表2 根据胃肠分化标志物进行的胃癌分型

胃型/肠型	分型	免疫染色	特殊染色
胃型胃癌 Gastric type	小凹上皮型 Foveolar（surface mucous）cell type	• MUC5AC • Human gastric mucin	• Periodic acid Schiff（PAS）染色
	幽门腺型 Pyloric gland cell type	• MUC6 • HIK-1083	• Ⅲ型黏液染色（Paradoxical concanavalin A staining）
	胃底腺型 Fundic gland cell type（chief cell type）	• Pepsinogen Ⅰ • MUC6 • RUNX3	
肠型胃癌 Intestinal type	吸收上皮型 Absorptive cell type	• Intestinal alkaline • Phosphatate • Villin • Sucrase • CD10 • CDX2	
	杯细胞型 Goblet cell type	• MUC2 • CDX2	• Alcian blue 染色

[Tsukamoto.T., et al.：Gastric Cancer 9：156–166，根据 2006 改编、引用]

型，后者可分为吸收上皮型和杯状细胞型等亚型。接下来对其中的部分分型进行介绍。

1 　中分化管状腺癌（胃肠混合型）

图 1 是中分化管状腺癌 1 例。黏膜内为低度异型的圆柱状上皮细胞，呈现逐步向左右融合的黏膜内增生，称之为牵手型胃癌或者爬行型胃癌（图 1a）。表面为胃小凹上皮型 MUC5AC 阳性，黏膜深部为幽门腺型 MUC6 阳性，维持模拟正常黏膜结构的上下方向的分化方向性 [称为器官样结构（Organoid structure）]（图 1b、c）。但与正常幽门腺（参照第 1 章）相比，两者的分布有很大的重叠，因此判断为异常。此外，杯状细胞型黏液的 MUC2 和肠型转录因子的 CDX2 也呈现阳性（图 1d、e）。胃型标志物和肠型标志物同时阳性，因此可以称为胃肠混合型腺癌。从表面开始约 2/3 的范围，Ki–67（MIB–1）免疫染色呈现不规则阳性（图 1f）。

肠型胃癌多是以肠上皮化生为发生起源的，对与癌邻接的黏膜进行胃型、肠型标志物检测，并不一定与邻接黏膜的分化一致。在沙鼠的胃癌发生实验中，也仅仅在有 H. pylori 感染的情况下发生肠型癌，而非感染组全部是胃型，因此认为发生的胃癌是以炎症为背景向肠型移行的。有报道显示，表达肠型标志物的胃癌，要比胃型或空型（胃型、肠型标志物均未表达的类型）预后好。

2　高分化管状腺癌（胃底腺主细胞型）

图 2 为发生在胃底腺区域的高分化管状腺癌。低度异型细胞质为嗜碱性。腺管呈现不规则形态，相互融合（**图 2a**）。进行免疫染色，可见黏膜表面残留几乎正常的 MUC5AC 阳性的小凹上皮（**图 2b**）。肿瘤细胞大部分为胃底腺黏液颈细胞标志物 MUC6 强阳性（**图 2c**），主细胞的标志物 Pepsinogen Ⅰ 在肿瘤上部为中等阳性，下部为弱阳性（**图 2d**）。此外，在上部也有壁细胞标志物 Proton pump α subunit 阳性（**图 2e**）。为模拟正常胃底腺黏膜细胞分化分布的结构。在正常胃底腺，黏液颈细胞为 Pepsinogen Ⅱ 阳性，而 Pepsinogen Ⅰ 阴性。在肿瘤中，主细胞和黏液颈细胞的分化混淆不清。

在大鼠或小鼠的研究中，其发生早期存在处于主细胞和黏液颈细胞中间形态的细胞，被认为是原始主细胞，本例也显示了这种未成熟的分化。

作为胃癌抑癌基因报道的 RUNX3，与胃癌相关的各种分化标志物的表达相比，呈现与向胃底腺分化相关。

3　印戒细胞癌（胃小凹上皮型）

图 3 为发生在胃底腺黏膜内的印戒细胞癌 1 例。癌在表层小凹上皮和深部正常胃底腺之间呈层状扩张（**图 3a、g**）。免疫组织学上为 MUC5AC 及 MUC6 阳性（**图 3b、c**），属于胃型胃癌。其他胃底腺细胞的标志物，Pepsinogen Ⅰ，Proton pump α subunit 阴性（**图 3d、e**）。是黏膜内癌细胞分布和分化标志物表达基本一致的病例。

小贴士

HER2/neu

- neu 的名字是来源于从化学致癌物乙基亚硝基脲（Ethylnitrosourea）处理大鼠所致神经/胶质母细胞瘤（Neuro/Glioblastoma）中分离出来的癌基因。之后发现与 EGFR（c-erbB-1）的氨基酸排列呈 50% 的相同，故称之为 c-erbB-2 或 HER2（Human EGFR-related 2）。如果限于酪氨酸蛋白激酶域的话，则有 80% 相同。

图1 中分化管状腺癌（胃肠混合型）

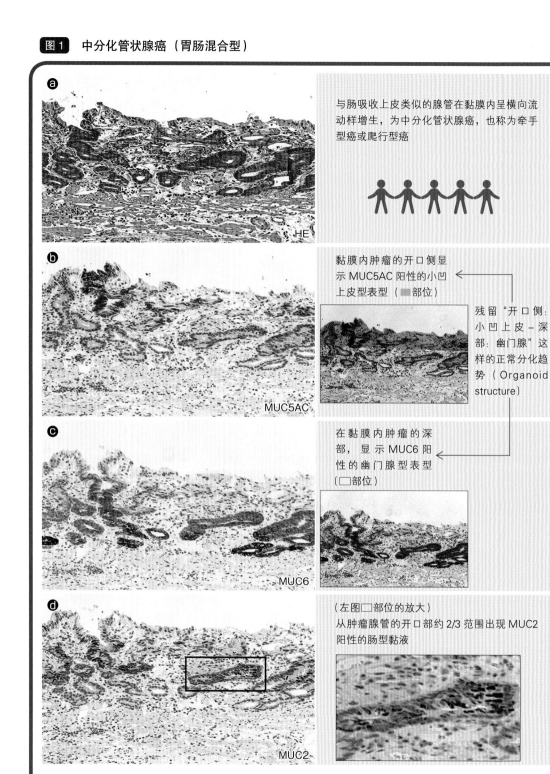

ⓐ HE

与肠吸收上皮类似的腺管在黏膜内呈横向流动样增生，为中分化管状腺癌，也称为牵手型癌或爬行型癌

ⓑ MUC5AC

黏膜内肿瘤的开口侧显示 MUC5AC 阳性的小凹上皮型表型（■部位）

残留"开口侧：小凹上皮－深部：幽门腺"这样的正常分化趋势（Organoid structure）

ⓒ MUC6

在黏膜内肿瘤的深部，显示 MUC6 阳性的幽门腺型表型（□部位）

ⓓ MUC2

（左图□部位的放大）
从肿瘤腺管的开口部约 2/3 范围出现 MUC2 阳性的肠型黏液

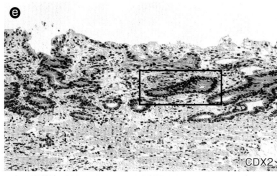

ⓔ

CDX2

（左图□部位的放大）
CDX2 在整个肿瘤中表达
＝胃肠混合型的类型

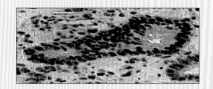

ⓕ

Ki-67

Ki-67 在最深部以外呈高阳性率（■部位）。
与胃肠混合型肠上皮化生腺管的增殖带位置
相似。深部（□部位）Ki-67 阴性

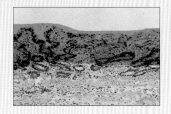

- ▶ **临床诊疗过程：**70 多岁，男性。胃窦前壁 0- Ⅱa+ Ⅱc 病变，行 ESD 手术。
- ▶ **病理诊断：**Moderately differentiated tubular adenocarcinoma（tub 2）.
- ▶ 中分化管状腺癌（胃肠混合型）1 例。黏膜内为较低度异型的圆柱状上皮细胞呈逐步向左右融合的黏膜内增生，也称为牵手型胃癌或者爬行型胃癌等。表面小凹上皮型 MUC5AC 阳性，黏膜深部为幽门腺型 MUC6 阳性，维持模拟正常幽门腺黏膜结构的上下分化的方向性（也称为 Organoid structure）。

  但是与正常幽门腺相比，MUC5AC 和 MUC6 的分布存在较大的重叠，因而判断为异常。这种牵手型癌多为肠型表型，杯状细胞型黏液 MUC2 及肠型转录因子 CDX2 阳性。胃型标志物和肠型标志物同时为阳性的情况，称为胃肠混合型腺癌。从表面开始 2/3 范围，Ki-67（MIB-1）免疫染色呈不规则阳性，最深部 Ki-67 阴性。在胃肠混合型肠上皮化生中，同样，在小凹上皮最深部、幽门腺上方存在增殖带，可见与腺管结构类似（参照第 2 章）。

a：HE 染色。b：MUC5AC 免疫染色。c：MUC6 免疫染色。d：MUC2 免疫染色。e：CDX2 免疫染色。
f：Ki-67 免疫染色（倍率 a~f：100×）

图2 高分化管状腺癌（胃底腺主细胞型）

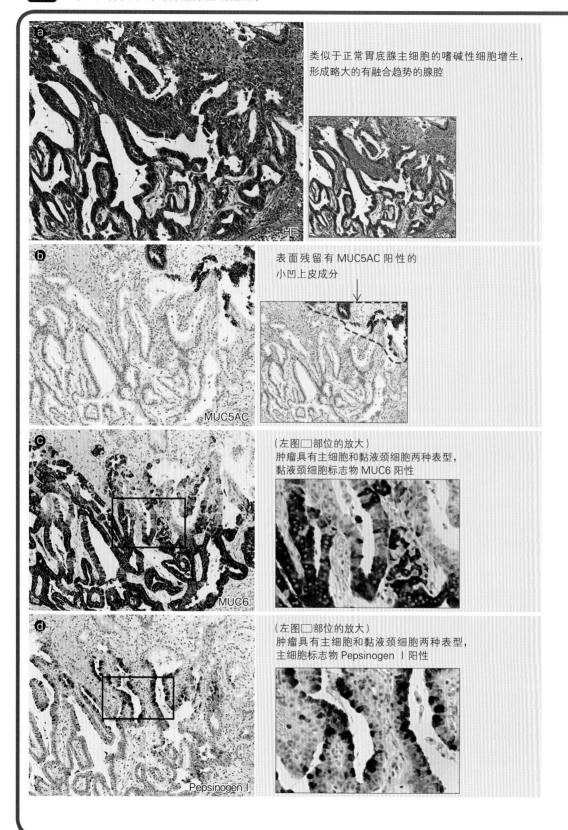

a 类似于正常胃底腺主细胞的嗜碱性细胞增生，形成略大的有融合趋势的腺腔

HE

b 表面残留有 MUC5AC 阳性的小凹上皮成分

MUC5AC

c （左图□部位的放大）肿瘤具有主细胞和黏液颈细胞两种表型，黏液颈细胞标志物 MUC6 阳性

MUC6

d （左图□部位的放大）肿瘤具有主细胞和黏液颈细胞两种表型，主细胞标志物 Pepsinogen I 阳性

Pepsinogen I

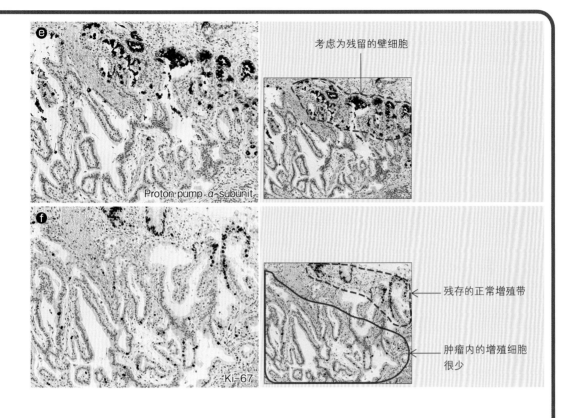

考虑为残留的壁细胞

Proton pump α subunit

残存的正常增殖带

肿瘤内的增殖细胞很少

Ki-67

▶ 临床诊疗过程：70 多岁，男性，从胃窦部到胃体上部大弯的 o–Ⅱa+Ⅱc 的病变，行 ESD 手术。
▶ 病理诊断（遵循胃癌处理规范的诊断名称）：Well differentiated tubular adenocarcinoma（tub1）.
病理诊断（由细胞分化而来的诊断名称）：Gastric adenocarcinoma with chief cell differentiation/ Gastric adenocarcinoma of fundic gland type.
▶ 胃底腺区域发生的高分化管状腺癌（胃底腺主细胞型）。呈低度恶性，细胞质为嗜碱性。腺管形态不规则，相互融合。进行免疫染色，大部分肿瘤细胞呈胃底腺黏液颈细胞标志物 MUC6 强阳性，主细胞标志物 Pepsinogen Ⅰ 在肿瘤上部为中度阳性，下部为弱阳性。
黏膜表面残存有几乎正常的 MUC5AC 阳性的小凹上皮，Proton pump α subunit 阳性的壁细胞。在正常胃底腺处，主细胞 Pepsinogen Ⅰ 阳性，黏液颈细胞 MUC6 阳性，Pepsinogen Ⅱ 阳性及 Pepsinogen Ⅰ 阴性。在主细胞型胃癌中，主细胞和黏液颈细胞的分化混淆不清。

a：HE 染色。b：MUC5AC 免疫染色。c：MUC6 免疫染色。d：Pepsinogen Ⅰ 免疫染色。
e：Proton pump α subunit 免疫染色。f：Ki-67 免疫染色（倍率 a~f：100×）

图3 胃底腺区域的印戒细胞癌（胃小凹上皮型＞幽门腺型）

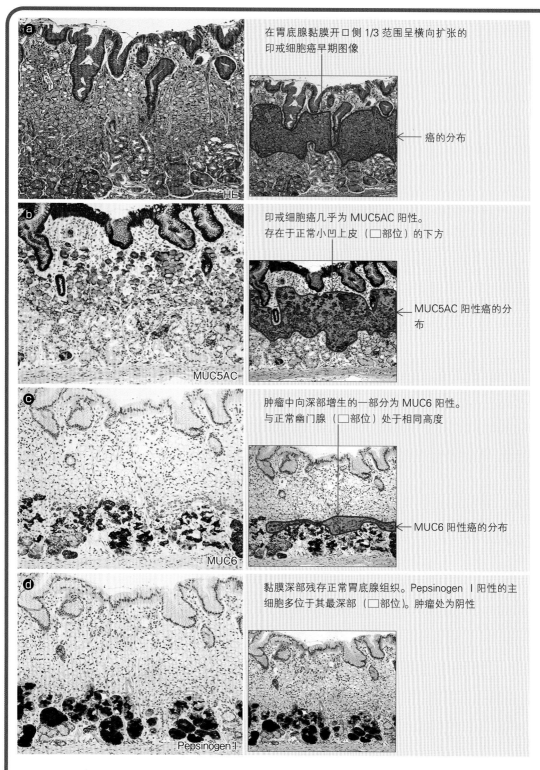

在胃底腺黏膜开口侧 1/3 范围呈横向扩张的
印戒细胞癌早期图像

癌的分布

印戒细胞癌几乎为 MUC5AC 阳性。
存在于正常小凹上皮（□部位）的下方

MUC5AC 阳性癌的分布

肿瘤中向深部增生的一部分为 MUC6 阳性。
与正常幽门腺（□部位）处于相同高度

MUC6 阳性癌的分布

黏膜深部残存正常胃底腺组织。Pepsinogen Ⅰ阳性的主
细胞多位于其最深部（□部位）。肿瘤处为阴性

a、g：HE 染色。b：MUC5AC 免疫染色。c：MUC6 免疫染色。d：Pepsinogen Ⅰ免疫染色。
e：Proton pump α subunit 免疫染色。f：Ki-67 免疫染色（倍率 a~f：100×；g：200×）

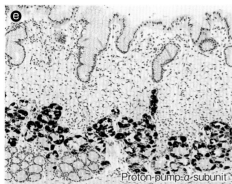

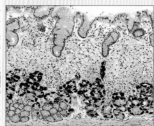

黏膜深部残存正常胃底腺组织。Proton pump α subunit 阳性的壁细胞（□部位）多位于比最深部稍浅的位置。肿瘤处为阴性

Proton pump α subunit

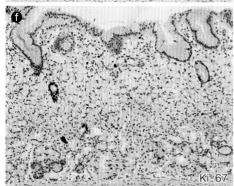

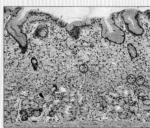

与正常胃底腺增殖带位置一致的肿瘤增生。残存的正常腺管（□部位）Ki-67 阳性。肿瘤细胞中阳性图像（O部位）少

Ki-67

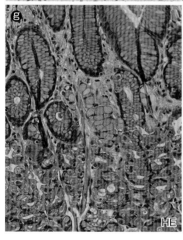

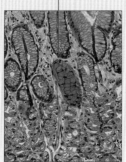

在正常小凹上皮和胃底腺之间的增殖带位置，存在印戒细胞癌的 in situ 病变

HE

▶ **临床诊疗过程：** 40 多岁，男性，胃窦大弯的褐色的 0-Ⅱb 型早期胃癌，进行 ESD 手术。

▶ **病理诊断：** Signet-ring cell carcinoma（sig）.

▶ 发生于胃底腺黏膜内的印戒细胞癌 1 例。在表面的小凹上皮和深部的正常胃底腺之间，癌呈层状扩张。免疫组织学上，在腺管开口侧 4/5 范围 MUC5AC 阳性，在腺底部 1/5 范围 MUC6 阳性。其分布与正常时小凹上皮和幽门腺的位置关系相同。属于胃型（小凹上皮型 + 幽门腺型或黏液颈细胞型）胃癌。其他胃底腺细胞标志物 Pepsinogen Ⅰ，Proton pump α subunit 阴性。黏膜内癌细胞的分布与分化标志物的表达基本一致，属于极早期的印戒细胞癌的病例。

图4 双重癌：同时异位胃癌

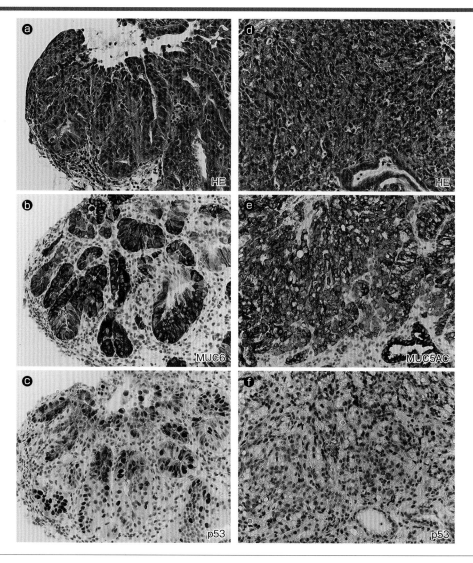

▶ **临床诊疗过程：** 70 多岁，男性，从胃体上部小弯靠后壁伴不规整周边堤坝样隆起的溃疡性病变处取活检（d、e、f），在胃体上部小弯侧发红的炎症性病变处也进行了活检（a、b、c）。

▶ **病理诊断：**（a、b、c）Well to moderately differentiated tubular adenocarcinoma（tub1 > tub2），group5（d、e、f）Moderately to poorly differentiated adenocarcinoma（por1 > tub2），group5.

▶ 同时异位胃癌的病例。左侧列（a~c）可见形成小腺腔的高～中分化管状腺癌。为 MUC6 阳性的幽门腺型。p53 阳性，为 p53 基因突变所致的蓄积。MUC5AC 或其他肠型标志物阴性。

右侧列（d-f）为发生在其他部位的筛状～略实体性增生腺癌。免疫组织学上，MUC5AC 阳性，MUC6 阳性的小凹上皮型和幽门腺型混合存在。肠型标志物或 p53 阴性。

胃癌，虽然在肿瘤内部可呈多样图像，但在本病例中，从形态及分化标志物的表达差异来看判定为同时异位胃癌。

属于高～中分化管状腺癌（幽门腺型）和中～低分化腺癌（小凹上皮及幽门腺型）的同时异位胃癌的病例。

a、d：HE 染色。b：MUC6 免疫染色。c、f：p53 免疫染色。e：MUC5AC 免疫染色（倍率 a~f：200×）

关于遗传性未分化胃癌的家系，有报道认为30% ~40% 是 CDH1（E-cadherin）基因突变。肿瘤在胃底腺区域的发生早期，在表面小凹上皮和胃底腺交界部的腺管内增生，之后出现增殖带的水平扩张。在非遗传性未分化癌中也有 E-cadherin 基因的突变或甲基化的报道，提示胃底腺增殖带区域细胞的 E-cadherin 突变或表达异常对 De novo 未分化癌的发生发挥重要作用。

4 双重癌：高 ~ 中分化管状腺癌（幽门腺型）和中 ~ 低分化腺癌（小凹上皮及幽门腺型）的同时异位性胃癌

图 4 是同时在不同部位发现 2 处胃癌的病例。**图 4** 的左侧列（a~c）为形成小腺腔的高 ~ 中分化管状腺癌。属于 MUC6 阳性的幽门腺型。p53 阳性提示为 p53 基因突变引起的蓄积。MUC5AC 或其他肠型标志物阴性。**图 4** 的右侧列（d~f）为发生在其他部位的筛状 ~ 略实体性增生性腺癌。免疫组织学上，MUC5AC 阳性，MUC6 阳性的小凹上皮型和幽门腺型混合存在。肠型标志物或 p53 阴性。虽然胃癌的肿瘤内也是呈多样图像，但在本病例中，从形态及分化标志物的表达差异来看，判断为同时异位性胃癌。

伴随 *H. pylori* 感染的慢性炎症，导致由活性酶等引起的基因突变或甲基化异常的蓄积，在慢性萎缩性胃炎的进展状态下，形成同时或异时性胃癌发生的土壤 [区域性癌变（Field cancerization）]。

III 胃、肠分化标志物以外的免疫组织学分型

近年来，开发了很多免疫组织化学用的抗体，对形态学诊断提供了很大的支持，还包括从显示分化的方向性到实际的分子靶向治疗的使用。

1 HER2 阳性的高分化管状腺癌

近年来，针对进展期、复发胃癌患者使用的赫塞汀曲妥珠单抗在日本已经纳入医保。曲妥珠单抗与受体酪氨酸激酶 HER2/neu 蛋白的细胞外区域结合，通过抗体依赖性细胞杀伤作用（Antibody-dependent cell-mediated cytotoxicity，ADCC）发挥抗肿瘤作用。因此，HER2 必须局限在细胞膜，根据细胞膜的表达强度评分为 0~3+。

图 5　HER2 阳性的高分化管状腺癌（胃肠混合型）

显示了明显的腺管结构

腺管结构略紊乱

照片上半部分 HER2 阴性，0 分

照片下半部分 HER2 强阳性，3 分

（b 的□部位的放大）

在癌细胞的侧面或者基底膜侧的细胞膜上 HER2 呈强染色（细胞膜 = ■部位）

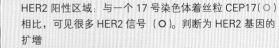

HER2 阳性区域：与一个 17 号染色体着丝粒 CEP17（○）相比，可见很多 HER2 信号（○）。判断为 HER2 基因的扩增

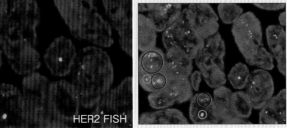

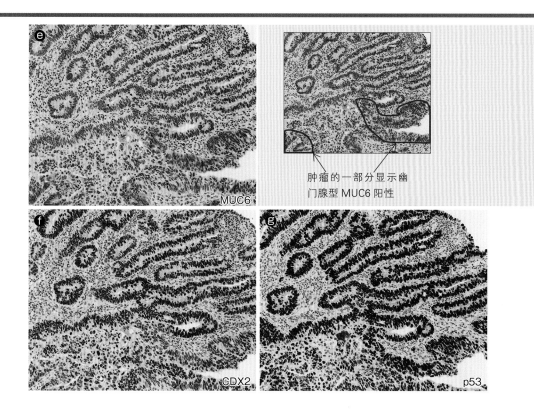

肿瘤的一部分显示幽门腺型 MUC6 阳性

▶ **临床诊疗过程：** 幽门 o– I 病变，进行 ESD 手术。

▶ **病理诊断：** Well differentiated tubular adenocarcinoma（tub2），HER2（3+）.

▶ 本病例为癌的一部分为 HER2（3+）阳性的 HER2 阳性高分化管状腺癌。通过 HER2 fluorescent in hybridization（FISH）检测，与 CEP17[绿色信号，位于 17 号染色体着丝粒（Centromere）部，染色体中有 1 个] 比较，可见 HER2/neu（红色信号，位于 17 号染色体长臂上）基因的高度扩增。进行胃癌分化的检测，结果显示在 HER2 阳性部位存在少数 MUC6 阳性。另外，CDX2 或 p53 在整个肿瘤呈现阳性。

属于赫赛汀曲妥珠单抗的适应证。由于曲妥珠单抗是与受体酪氨酸激酶 HER2/neu 蛋白细胞外区域结合的抗体药物，仅针对局限于细胞膜的 HER2 起作用（针对位于细胞质或者细胞核的 HER2 不起作用），因此，HER2 免疫组织学的判定，是根据细胞膜的表达强度，评分为 0~3+。

a：HE 染色。b、c：HER2 免疫染色。d：HER2 FISH。e：MUC6 免疫染色。f：CDX2 免疫染色。
g：p53 免疫染色（倍率 a、b、e~g：100×；c：630×；d：1,000×）

图6 EBV 阳性胃癌

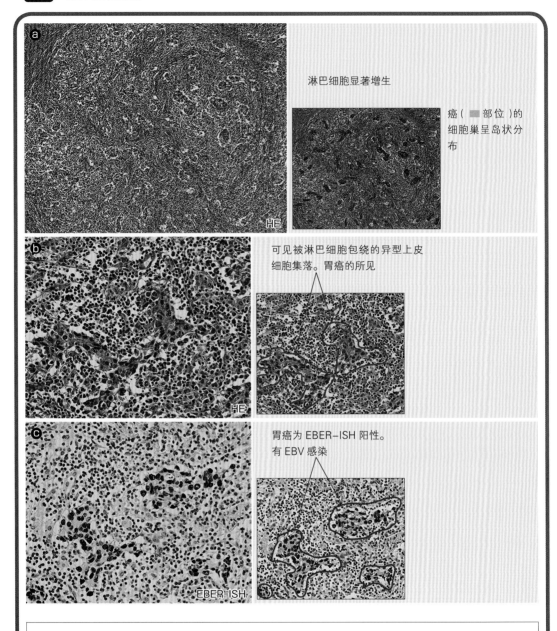

淋巴细胞显著增生

癌（ ■ 部位）的细胞巢呈岛状分布

可见被淋巴细胞包绕的异型上皮细胞集落。胃癌的所见

胃癌为 EBER-ISH 阳性。有 EBV 感染

a: HE

b: HE

c: EBER-ISH

▶ **临床诊疗过程：**80 多岁，男性，残胃癌的病例，活检诊断为低分化腺癌。

▶ **病理诊断：**Gastric adenocarcinoma with lymphoid stroma（Epstein-Barr virus associated gastric carcinoma）.

▶ 癌细胞形成小的细胞巢状或者索条状的小集落，癌细胞周围伴随显著淋巴细胞浸润。为淋巴细胞浸润癌（Carcinoma with lymphoid stroma）[或者称为 EBV（Epstein-Barr virus）] 相关胃癌的特征性组织学所见。行 EBV encoded small RNAs（EBER）in situ hybridization（ISH），癌细胞呈阳性，确认有 EBV 感染。

a、b：HE 染色。c：EBER-ISH（倍率 a：50×；b、c：200×）

图 5 是癌的一部分为 HER2（3+）阳性的病例。在 HER2 fluorescent in situ hybridization（FISH）中，相对于 CEP17[绿色信号，位于 17 号染色体着丝粒（Centromere）部，在染色体上有 1 个]，HER2/neu（红色信号，位于 17 号染色体长臂）基因的信号比为 2.0 以上，判定为阳性。本病例中可见 HER2/neu 基因的高度扩增（**图 5b~d**）。胃癌的分化检测显示在 HER2 阳性部位，MUC6 阳性（**图 5e**）。另外，CDX2 或 p53 在整个肿瘤中呈阳性（**图 5f、g**）。

这种决定分子靶向治疗药物适应证的诊断称为伴随诊断（Companion diagnostics）。近年来，关于靶点基因的表达、细胞内位置或者基因突变的判定等变得越来越重要。

② Epstein-Barr virus（EBV）阳性胃癌

图 6 中癌细胞周围伴随显著淋巴细胞浸润，是淋巴浸润癌（Carcinoma with lymphoid stroma）的特征性组织学所见。行 Epstein-Barr virus encoded small RNAs（EBER）in situ hybridization（ISH）显示癌细胞呈阳性，确认有 EBV 感染（**图 6c**）。在 EBV 阳性胃癌中，有甲基化的促进，胃型、肠型标志物的表达减弱的报道。预后较好。

已经对以胃癌的分化标志物表达为指标的组织学分型进行了介绍。对胃型小凹上皮标志物和幽门腺标志物的表达进行探讨，发现在正常黏膜中，两者的界线比较清晰，但是在癌中，两者的分布存在较大的重叠，这一点对于判断是否为肿瘤非常有帮助。此外，将来可能像靶向 HER2 的曲妥珠单抗这种分子靶向药物的开发会越来越多，不仅胃癌的形态学分型，各种免疫组织学的分析也越来越重要。

小贴士

Epstein-Barr virus（EBV）

● EBV 是由 dsDNA（double strand DNA）组成的病毒，又称为 Human herpesvirus 4（HHV 4）。除了胃癌以外，与 Burkitt 淋巴瘤、霍奇金淋巴瘤、鼻咽癌等多种癌相关，也是传染性单核细胞增多症的病因。诊断上使用 Epstein-Barr encoded RNA 1（EBER 1）的 In situ hybridization 方法。

文 献

[1]　日本胃癌学会：胃癌取扱い規約（第14版）．金原出版，東京，2010.

[2]　Lauren, P.：The two histological main types of gastric carcinoma：Diffuse and so-called intestinal-type carcinoma：An attempt at a histo-clinical classification. Acta Pathol. Microbiol. Scand.　64；31-49, 1965.

[3]　Tsukamoto，T.，Mizoshita，T. and Tatematsu，M.：Gastric-and-intestinal mixed-type intestinal metaplasia: aberrant expression of transcription factors and stem cell intestinalization. Gastric Cancer　9；156-166，2006.

[4]　Tatematsu, M., Tsukamoto, T. and Inada, K.：Stem cells and gastric cancer：role of gastric and intestinal mixed intestinal metaplasia. Cancer Sci.　94；135-141, 2003.

[5]　Mizoshita, T., Tsukamoto, T., Inada, K., et al.：Immunohistochemically detectable Cdx2 is present in intestinal phenotypic elements in early gastric cancers of both differentiated and undifferentiated types, with no correlation to non-neoplastic surrounding mucosa. Pathol. Int.　54；392-400, 2004.

[6]　Mizoshita, T., Tsukamoto, T., Takenaka, Y., et al.：Gastric and intestinal phenotypes and histogenesis of advanced glandular stomach cancers in carcinogen-treated, Helicobacter pylori-infected Mongolian gerbils. Cancer Sci.　97；38-44, 2006.

[7]　Tsukamoto, T., Toyoda, T., Mizoshita, T., et al.：Helicobacter pylori infection and gastric carcinogenesis in rodent models. Semin. Immunopathol.　35；177-190, 2013.

[8]　Mizoshita, T., Tsukamoto, T., Nakanishi, H., et al.：Expression of Cdx2 and the phenotype of advanced gastric cancers：relationship with prognosis. J. Cancer Res. Clin. Oncol.　129；727-734, 2003.

[9]　北内信太郎，清水靖仁，柳岡公彦，他：**ペプシノゲン** - 遺伝子構造，発現制御**と メチル**化，新**しい**分子種．臨牀消化器内科　17；1543-1547，2002.

[10]　Suzuki, S., Tsuyama, S. and Murata, F.：Cells intermediate between mucous neck cells and chief cells in rat stomach. Cell Tissue Res.　233；475-484, 1983.

[11]　Kataoka, K., Takeoka, Y. and Furihata, C.：Immunocytochemical study of pepsinogen 1-producing cells in the fundic mucosa of the stomach in developing mice. Cell Tissue Res.　261；211-217, 1990.

[12]　Tsukamoto, T., Yokoi, T., Maruta, S., et al.：Gastric adenocarcinoma with chief cell differentiation. Pathol. Int.　57；517-522, 2007.

[13]　Li, Q. L., Ito, K., Sakakura, C., et al.：Causal relationship between the loss of RUNX3 expression and gastric cancer. Cell　109；113-124, 2002.

[14]　Ogasawara, N., Tsukamoto, T., Mizoshita, T., et al.：RUNX3 expression correlates with chief cell differentiation in human gastric cancers. Histol. Histopathol.　24；31-40, 2009.

[15]　Huntsman, D. G., Carneiro, F., Lewis, F. R., et al.: Early gastric cancer in young, asymptomatic carriers of germ-line E-cadherin mutations. N. Engl. J. Med.　344；1904-1909, 2001.

[16]　Machado, J. C., Oliveira, C., Carvalho, R., et al.: E-cadherin gene（CDH1）promoter methylation as the second hit in sporadic diffuse gastric carcinoma. Oncogene　20；1525-1528, 2001.

[17]　Ogasawara, N., Tsukamoto, T., Mizoshita, T., et al.：Mutations and nuclear accumulation of beta-catenin correlate with intestinal phenotypic expression in human gastric cancer. Histopathology　49；612-621, 2006.

[18]　Ushijima，T.：Epigenetic field for cancerization. J. Biochem. Mol. Biol.　40；142-150，2007.

[19]　Robertson, D.：Genentech＇s anticancer Mab expected by November. Nat. Biotechnol.　16；615, 1998.

[20]　Kiessling, R., Wei, W. Z., Herrmann, F., et al.：Cellular immunity to the Her-2/neu protooncogene. Adv. Cancer Res.　85；101-144, 2002.

[21]　Ushijima, T. and Sasako, M.：Focus on gastric cancer. Cancer Cell　5；121-125, 2004.

[22]　Hirano, N., Tsukamoto, T., Mizoshita, T., et al.：Down regulation of gastric and intestinal phenotypic expression in Epstein-Barr virus-associated stomach cancers. Histol. Histopathol.　22；641-649, 2007.

[23]　Akiba, S., Koriyama, C., Herrera-Goepfert, R., et al.：Epstein-Barr virus associated gastric carcinoma：epidemiological and clinicopathological features. Cancer Sci.　99；195-201, 2008.

葱属包含很多种植物,无论食用哪个品种都因其硫化丙烯成分而成为活力的源泉,同时硫化丙烯也是构成其气味的原因,也是导致做菜时流眼泪的原因。可以分为像洋葱或大蒜这种食用土壤中叶子最下方膨大的叶鞘部分,和像大葱或韭菜这种食用整个土壤以外部分(**图1**)。

洋葱(圆葱、*Allium cepa*)原产于中亚地区。从公元前就开始在古埃及、希腊、罗马栽培,但由于在中国没有普及,所以传入日本比较晚。在江户时代才由南蛮船传入,在明治时期才在全国普及种植。同样具有因硫化丙烯产生的气味和辛辣,但是分为南欧的主流甜洋葱和美国或日本的普通辣洋葱。如果用日本洋葱去简单地仿做南欧料理,有时候会辣得吃不消。

大葱(葱、*Allium fistulosum*)原产于中国西部及中亚地区。虽然传自于欧美,但是在日本种植的特别多。大葱也分为在浅耕地的京都九条大葱那样的叶葱和深耕地的下仁田葱那样的深根葱。

近年来,由于浣熊或野猪在村庄里出没,或者鼹鼠在地面下挖隧道而出现了荒田。

在癌中,受体酪氨酸激酶(Receptor tyrosine kinase)(**图2**)属于活化的癌基因。局限于细胞膜上,由含受体的细胞外区域或细胞膜内的酪氨酸激酶区域组成。HER2(Human EGFR-related 2. Neu,c-erbB-2)属于其中之一。位于第17号染色体长臂上,在胃癌中也可见到扩增。

另外,在同样发生于胃的GIST(Gastrointestinal stromal tumor)中,可见到c-kit(属于受体酪氨酸激酶的一种)基因突变和活化,突变多发生在两个激酶区域或跨膜区域。

近年来,针对这些受体酪氨酸激酶的分子靶向治疗药物得到了显著开发。其中针对HER2的

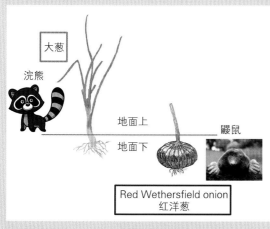

图1

左:大葱。食用土壤以外的叶。

右:洋葱(葱头)。食用土壤中膨大的叶鞘

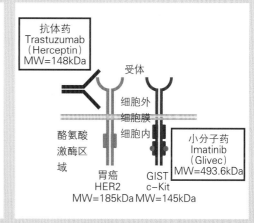

图2 受体酪氨酸激酶和分子靶向药的靶点部位模式图

抗体药(Trastuzumab)是与HER2的细胞外区域结合,小分子药(Imatinib)是与c-Kit的细胞质内酪氨酸激酶区域结合发挥作用的。进行分子量换算的话,Trastuzumab约是Imatinib的300倍。MW:分子量

Trastuzumab（Herceptin）和针对 c-Kit 的 Imatinib（Glivec）比较有名。

　　Trastuzumab 作为抗体药物，通过与 HER2 的细胞外区域结合发挥作用。分子量大，需要静脉给药。而 Imatinib 是通过阻断酪氨酸激酶区域使其失活的小分子药，可以通过口服进入到细胞质中。C-Kit 位于细胞内的任何部位都没问题，但是 HER2 如果不是位于细胞膜上则起不到治疗作用。

　　抗体药是不是可以看作是糟蹋大葱的浣熊型，而小分子药是攻击洋葱的鼹鼠型呢？所以对于 HER2 的免疫染色，请脚踏实地仔仔细细地观察细胞膜吧！

参考资料
[1] 青葉　高：日本の野菜文化史事典．2013，八坂書房，東京．
[2] 竹中卓郎 編：舶来穀菜要覧．葱頭．81-82，1885（明治 18 年 2 月），大日本農会三田育種場，東京（国立国会図書館 近代 **デジタルライブラリー** info:ndljp/pid/839606）．
[3] 曽　槃，白尾國柱，他 編：成形圖説．**ネギ**．巻 24，7-8,1804（国立国会図書館 近代 **デジタルライブラリー** info:ndljp/pid/2546032）．
[4] 石川和宏：**基本まるわかり**！分子標的薬（第 2 版）．2013，南山堂，東京．
[5] Martini，M.，Vecchione，L.，Siena，S.，et al.：Targeted therapies: how personal should we go? Nat. Rev. Clin. Oncol.　9；87-97，2011．

有一天，一濑雅夫老师打来了电话，说准备针对胃活检诊断包括 Group 分型在《临床消化内科》杂志上做个连载。平时约稿都是一次性讲完的内容，连载难道也可以吗？看了发送给我的连载范本，竟然还有每个月都不中断持续连载了近一年的作者。接下来又有催促的电话打来，于是就欣然答应："Group 分型 1 ~ 5，加上 1 回总结，总计连载 6 回"。然而，嘴上答应得挺痛快，最终却总是会后悔不已，这也是一般规律吧。

很快第一回的截稿日期就临近了，以"胃黏膜的正常结构和细胞分化"为题，在胃的解剖和组织结构中顺利过关。还没缓口气，第二回的截稿日期又要到了，第二回的题目是"幽门螺旋杆菌感染、慢性胃炎、肠上皮化生"，因为一直也在从事着这方面内容的研究，所以完成得也比较轻松。然而，两回完成后，我才意识到原来说好的是"Group1 ~ 5 的 5 回 + 总结 1 回"。这关于 Group 分型什么都还没有说，就只剩下 4 回了啊！剩下 4 回如何分摊 Group 的 5 个分型，让我头痛不已。加上第二回结束的时候，《临床消化内科》编辑室的泽村玲子女士又提出了在每次连载的末尾还要添加"下回预告"的要求，虽说在杂志或者电视连续剧中出现下回预告很正常，但是，对于我，这连载却真是添乱，当时我在焦头烂额中就以"下回说说腺瘤"结束了。结果，第三回刚想讲新 Group 分型的概述，一下子又想起了上次结尾的预告，于是只好折中一下，把题目改为了"胃活检组织学诊断分型（Group 分型）的概述和腺瘤性病变"。6 次连载都用综合分析的话有点不够细致，所以也就到此为止，从第四回开始讲 Group 1 病变，也就是"增生性或者再生性病变"。原本光用 HE 染色的图片就可以诊断的病变，一旦需要说明时，连我自己都觉得搞不清楚了。尝试使用了免疫染色后，又有了很多新的发现，比如胃底腺息肉由各种各样的细胞组成等。剩下的就是 Group 2、4、5 了。第五回是"胃癌的大体分型、浸润深度、确诊癌的流程"，把我们平时每天对于胃癌诊断所做的辛苦工作原封不动地记录了一下。最后的第六回是"胃癌的组织学诊断和免疫组织学的分型"，记录了针对胃癌所做的基础研究。

总算完成了 6 次连载，刚刚松了一口气，一濑老师又发过来"以这些连载为基础，再写成一本书"的指示。书我倒是读过，可真没写过啊！然而，一濑老师的指示也不能违背，所以只好在接到指示后开始了筹备，好在有连载的原稿，虽然内容并不深刻，但也很期待能成为有封面的正式书籍。

忙乱中偏又逢意外，2014 年 2 月我遇到了交通事故，右锁骨骨折加上右肺血气胸，身上插满了管子。头脑还能工作（现在回过头再看那段时间的自己，完全不是那样），只是右手腕短时间不能活动。看当时的邮件，对编辑室的泽村女士还回复说"会努力完成"。但是因为一直住院，接下来的就是日复一日的功能恢复锻炼，所以根本就无法工作。原本初稿截止日期定为 10 月，结果到了第二年年初都还没能完成。一直到了遇到事故一年后的现在，才终于开始写了这个后记。到了终点就忘了曾经经历的痛苦，不由得想起和编辑室泽村愉快的交谈。现在，又梦想着接下来还要做些什么了。

最后，再次向能一直读到这里以及只读到这个后记的各位读者表示衷心的感谢！

神田神保町日本医疗中心一室，塚本彻哉

2015 年 4 月

编著者简介

塚本彻哉　Tetsuya Tsukamoto，MD，PhD

藤田保健卫生大学医学部病理诊断科准教授

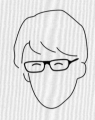

1987 年毕业于三重大学。在理化学研究所筑波生命科学研究中心真核生物研究室研修。1991 年开始于爱知县癌中心研究所免疫学部、达纳·法伯癌症研究所、加利福尼亚大学、伯克利从事癌的分子生物学研究。1997 年开始，在爱知县癌中心研究所肿瘤病理学部利用人标本或实验动物进行实验病理研究。经历了藤田保健卫生大学医学部第一病理学、三重大学大学院修复再生病理学教研室的工作后，2011 年开始任现职。